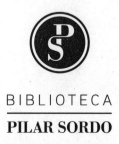

BIBLIOTECA

PILAR SORDO

NO QUIERO ENVEJECER

Las claves para vivir plenamente
y disfrutar del paso de los años

PILAR SORDO

NO QUIERO ENVEJECER

Las claves para vivir plenamente
y disfrutar del paso de los años

OCEANO

NO QUIERO ENVEJECER
Las claves para vivir plenamente
y disfrutar del paso de los años

© 2014, 2017, Pilar Sordo
c/o Schavelzon Graham Agencia Literaria
www.schavelzongraham.com

Diseño de portada: Estudio Sagahón / Leonel Sagahón

Fotografía de la autora: © Marisa Bonzon

D. R. © 2017, Editorial Océano de México, S.A. de C.V.
Eugenio Sue 55, Col. Polanco Chapultepec
C.P. 11560, Miguel Hidalgo, Ciudad de México
Tel. (55) 9178 5100 • info@oceano.com.mx

Primera edición en Océano: 2017

ISBN: 978-607-527-266-5

Impreso en México / Printed in Mexico

A mi abuelita Julieta,
que a sus noventa y siete años
me enseña todos los días
cómo envejecer dignamente, sin miedo,
con alegría y con una hermosura sin igual

Índice

Introducción

Siempre es difícil terminar una investigación, porque me quedo con la horrible sensación de que falta información, de que podría haber afinado cualquiera de sus aristas y de que, al final, podría haber seguido en ella por un tiempo más, antes de emprender la aventura de transmitírselas a ustedes. Además, la vejez es un tema muy complejo al que me ha costado imprimirle mi sello aterrizándolo a términos sencillos, tal como he hecho en mis cinco libros anteriores. Es un tema complejo quizá porque nos enfrenta con lo esencial de la vida, porque tiene que ver con explicar su ciclo y su sentido, o bien porque se conecta con una cierta concepción del tiempo y con otras tantas ideas que hoy determinan nuestra sociedad.

Pero aquí estoy otra vez, intentando contarles el maravilloso recorrido que hice y las desafiantes conclusiones a las que llegué al finalizar la investigación. Y el mejor indicio de que escribir este libro era necesario, al menos para mí, es que es el primero que redacté con lentes de aumento, porque ya casi no veo de cerca. Ésa es una de las evidencias que nos dicen que el tiempo pasa, y hay que aceptar que debemos guardar los lentes en el bolso junto con el celular y la billetera, o deberíamos tener varios para dejarlos en lugares estratégicos porque los perdemos todo el tiempo. Nunca olvidaré cuando una mañana en un hotel me lavé el pelo con acondicionador porque no alcancé a reconocer las letras en el envase. Esta imagen (patética, pero muy divertida) inauguró una nueva etapa en mi vida; a ésta se le sumaban los cambios en el cuerpo, lo que cuesta a cierta edad bajar de peso, la necesidad vital de hacer ejercicio y tantas otras variables que, junto con los miles de testimonios recogidos durante casi cuatro años me hicieron pensar que aquí había un tema que tratar.

En el curso de esta investigación, la frase que más escuché fue: "¡No quiero envejecer!", y yo me preguntaba por qué repetimos tanto esa frase absurda, la cual, en parte, motivó este estudio. Resulta curioso que, antes, la gente envejecía y nadie hablaba mucho de eso, era un proceso que simplemente ocurría y no había mucha discusión social al respecto, ni muchos médicos dando vueltas al asunto; yo diría que era una etapa que se recibía con cierta dignidad, que era una oportunidad hermosa de culminación personal. Son curiosos estos procesos que se viven, pero de los que no se habla... Una buena analogía es lo que ocurre con los trastornos de alimentación. Hay casas en las que se compra y consume comida, pero no se habla de ella. En otras, en cambio, la alimentación es todo un tema que incluye discutir sobre calorías, kilos, gimnasios, productos light que han salido al mercado, etcétera. Esto es algo que se da especialmente entre las mujeres y está probado que en ese tipo de familias existen ciertas características de personalidad que predisponen la aparición de trastornos ansiosos y obsesivos como la bulimia y la anorexia, entre otros.

Aunque en la actualidad la llegada de la etapa final de la vida se recibe con cierta reticencia, es un tema del que se habla frecuentemente; a todas las edades se afirma quién es viejo y se escuchan constantemente apasionados comentarios en la línea de: "Está súper bien para su edad", "¡Qué joven se ve!", "No se le notan los años", "¿Qué haces para mantenerte así?", y cientos de frases que instalan el tema en todos los espacios sociales, sobre todo después de los cuarenta años. Las razones de este cambio parecen ser muchas. Nos regalaron alrededor de treinta años más de vida que a nuestros abuelos, pero no sabemos (ni como personas ni como sociedad) qué hacer con ellos. Esto genera mucha ansiedad y preocupación a muchos niveles y, por lo tanto, hablarlo es una forma de encarar esa inquietud permanente.

Vivimos además en una época que sobrevalora la juventud, considerándola como el mejor momento de la vida, una etapa en donde existe la posibilidad de adquirir bienes materiales y de consolidar ciertos valores asociados al éxito, como tener y disfrutar de la belleza, ganar dinero y prestigio, y muchos otros que iremos revisando a lo largo de este libro.

Otro elemento que vale la pena poner sobre la mesa es la conciencia de la muerte y de otros procesos respecto a los cuales nos han educado inculcándonos miedo y desconfianza. La proliferación de todo tipo de seguros, ahorros, fondos y otros productos que nos hacen sentir "protegidos" frente a la vida, es una forma de pensar continuamente que "algo nos va a pasar". Antes, el riesgo de la vida, de la enfermedad y de la muerte simplemente se vivía; hoy necesitamos controlarlo para sentirnos más seguros y confiados ante las inestabilidades propias de la existencia. Esto mismo ocurre con el envejecimiento.

Existe una contradicción muy marcada que consiste en que, por un lado, hablamos mucho del tema y, por otro, utilizamos todos los recursos posibles para evitar el contacto con él. Hay varios indicios que nos reflejan esa contradicción: los abuelos quieren ser llamados por sus nombres, no se les ponen velas a los pasteles de cumpleaños (para que no se sepa qué edad tenemos), nunca querer decir nuestra fecha de nacimiento, sentirnos bien cuando nos dicen que nos vemos jóvenes o que estamos muy bien para la edad que tenemos, las cirugías estéticas (hoy tan abundantes). Todas éstas son señales que reflejan nuestra resistencia a envejecer. En cualquier caso, el énfasis del asunto debe centrarse en cómo enfrentamos la vejez.

En la cultura occidental, la vida (a mi modo de ver) se entiende como una carrera en pos de que a uno "le vaya bien", y esto significa cumplir ciertas metas que nos hacen sentir que avanzamos. Pero esto no siempre ha sido así. Antes, se trabajaba toda la vida en un solo lugar y eso era garantía de ser una persona estable; hoy, los cambios son signo de liderazgo y dinamismo. Antes, si se conseguía tener una casa propia, se hacía cerca de los cincuenta, mientras que hoy, la gran señal de éxito es alcanzarla antes de los cuarenta.

El tema es que, finalmente, nos pasamos toda la vida persiguiendo algo: un oficio o profesión, una pareja, el amor, dinero, hijos; incluso para muchos sigue siendo una meta tener una casa, un auto, o poder viajar y tener un cuerpo saludable. Todo esto, por supuesto, en el contexto de un trabajo que nos dé la posibilidad de acceder a estos signos de bienestar. A veces importa poco si ese trabajo nos llena el alma y mucho menos si con él aportamos algo al desarrollo del país; lo importante es que nos proporcione los recursos para financiar esta loca carrera que, aparentemente, no tiene límite ni fin. Es como si viviéramos sin tener la más mínima conciencia de que nos vamos a morir. Por otro lado, hacemos lo que sea necesario para sentirnos seguros cuando llegue el momento de retirarnos y acercarnos al final de la vida. Entonces las preguntas que surgen son: ¿cuáles son nuestras metas después de los cincuenta?, ¿cuáles son los desafíos después de los sesenta y cinco?, ¿hay sueños a los ochenta? A lo mejor, la clave está en aprender a no vivir buscando el éxito, sino a recorrer la vida con pasión y disfrute.

Este proceso se hace más visible cuando el sistema social nos dice que tenemos que jubilarnos, que es mejor que descansemos, y nadie nos pregunta si queremos hacerlo, si nos sentimos preparados, si podemos resolver económicamente nuestra situación sin trabajar, entre otras cosas. Muchos de los abuelos encuestados (incluidos los míos) trabajaron toda su vida y dejaron de hacerlo cuando ya no podían, por razones de salud. Eso los hace sentirse útiles e importantes hasta el final de sus días, lo cual nos indica el valor que antes se le daba al trabajo y la mala reputación que hoy tiene. Nos quejamos si hay trabajo o si no lo hay, si hay mucho o si hay poco, y las palabras *responsabilidad* y *cansancio* son dos enemigas de las que hay que huir lo más posible. En contraposición, las palabras *descanso* y *ocio* tampoco están muy definidas ni incorporadas a nuestro

vocabulario, y sólo asumimos que "hacemos algo" cuando
se trata de una actividad remunerada y sentimos que somos productivos. El mejor ejemplo de ello son las amas de
casa, a las que si se les pregunta por su trabajo, responderán
que "no hacen nada", sin valorar su tremendo aporte social
y afectivo. No trabajar hace sentir mal a las personas, y en
alguna medida se consideran fuera del sistema.

Todas estas apreciaciones nos llevan inevitablemente
a preguntarnos: ¿qué es la vejez hoy?, ¿cuándo alguien es
viejo? o ¿qué significado le damos a esa palabra?, ¿es importante reflexionar al respecto o deberíamos simplemente aceptar el paso del tiempo sin tanto análisis y discusión
social? Mi investigación intentó responder esta última in-
terrogante y analizar qué pasa en la actualidad con la llamada tercera edad (la cuarta y quizá la quinta seguramente
pronto entrarán en nuestro léxico). ¿Qué pasa con la pareja,
los duelos, la sexualidad, la familia, los amigos, el trabajo,
la salud, la tecnología? Estos temas que aparecieron en las
reflexiones de muchas personas que participaron en este
estudio que intento resumir para ustedes en estas páginas.

No todas estas preguntas encontraron respuestas (por
lo menos no con esa precisión que mi deformación perfec-
cionista y obsesiva buscaba), pero al menos fueron puestas sobre la mesa para invitar a la reflexión y la discusión
sobre un tema que nos concierne a todos y que las generaciones más jóvenes tienen que razonar para vivir el paso de
los años con mayor salud, plenitud e información que nosotros. A mi generación, la que bordea los cincuenta años,
nos tomó por sorpresa... de repente nos avisaron que vivi-
ríamos más tiempo, que nos veríamos más jóvenes y que

para eso había que tener algo de dinero guardado, procurarnos más cuidados, para así recibir este regalo de buena forma.

Más allá de las especulaciones hay un dato objetivo: en treinta años más, una de cada cinco personas tendrá más de sesenta años. El número de viejos aumenta y el de niños disminuye. En Chile, el quiebre está previsto para el 2025; Uruguay, al día de hoy, lleva la delantera y es considerado el mejor país para envejecer del mundo hispano. Estas estadísticas, unidas al aumento de la expectativa de vida (para los hombres a setenta y nueve años; para las mujeres a más de ochenta) hacen necesario, en mi humilde opinión, investigar sobre este tema y poner este libro al servicio de ustedes.

La vejez en sí misma es un tema que seduce y apasiona. Hablar sobre la vida y la muerte, sobre los sueños, los ciclos y las etapas de la vida es algo que a todos nos atañe, pero, más allá de esto, no debemos olvidar que hay un grupo social en aumento del cual hay que hacerse cargo, al cual la sociedad tiene que proteger, brindándole las mejores condiciones para su bienestar. Es fundamental contar con todas las herramientas necesarias para potenciar, disfrutar y vivir en plenitud esta edad que va más allá de ser la última etapa de la vida.

Este libro espera poner (a través de la enorme cantidad de voces que participaron en él) el tema en el corazón de todos. Ojalá así lo sientan ustedes al leerlo.

Capítulo 1

¿Qué es la vejez?

Al apelar al inconsciente colectivo de los participantes del estudio y ver con qué palabras asociaban el concepto de vejez o el proceso de envejecimiento, las respuestas fueron muy clarificadoras respecto a la interpretación social que tiene esta etapa de la vida. Algunas de las palabras más mencionadas o de más alto *rating* fueron las siguientes:

- Deterioro.
- Enfermedad.
- Pérdida de capacidades (aquí se refirieron a la movilidad, a la memoria y a la agilidad mental y física).
- Fin de la vida.
- Muerte.
- Sufrimiento.
- Pobreza.
- Pérdida de la juventud (esto planteado como la pérdida de un valor asociado al éxito, la belleza y la prosperidad económica, afectiva y sexual).

Entre las menos mencionadas (pero no por eso poco significativas) nos encontramos con ideas que aludían a una etapa en la que prevalece un nuevo ritmo vital, más pausado
pero mucho más profundo:

- Descanso.
- Disfrute.
- Sabiduría.
- Plenitud.
- Nietos.
- Pasar más tiempo con los que quiero.
- Etapa para recuperar los afectos.

Analizar todas estas palabras es preocupante... Por lo pronto habría que definir cuándo se presenta esta sensación de
que la vida se acaba. Unos podrían decir que con la jubilación, y otros, cuando se cumple cierta cantidad de años:
setenta, ochenta o más (según la mayoría de los participantes del estudio). Otro grupo relacionaba este cambio con la
llegada de los nietos, pero la mayoría coincidía en que eso
era relativo y que tenía que ver con "sentirse viejo" y "actuar como viejo". Al preguntarle a este grupo de gente entre los diez y los noventa años qué significaba "sentirse o
actuar como viejo", todos lo relacionaban con la extrema
preocupación por los problemas de salud; siendo las enfermedades, los médicos y los nuevos tratamientos un tópico
recurrente en las conversaciones cotidianas. Otra señal que
casi todos mencionaron fue el hábito de leer los obituarios
en los periódicos para corroborar si había muerto alguien
conocido, en la suposición de que los contemporáneos

comienzan a partir. Refirieron también algunos miedos frecuentes que aparecen con la llegada de los años (que se pueden transformar en delirios en algunos casos de demencia senil) como el miedo a la pobreza, a los robos, a la pérdida de la memoria o de cualquier otro sentido. Sin embargo, todos coincidieron en que la máxima expresión de la vejez era la pérdida de independencia, tanto en términos físicos como mentales. Al parecer, el mayor indicador de que la vejez ha llegado para quedarse es la suma de los años más la pérdida de autonomía. De cualquier manera, muchos señalaron que si bien estos signos son ineludibles, el elemento diferenciador es la actitud con la que cada persona los asume, la cual es determinante para evaluar a alguien como viejo o no.

Durante la investigación, por ejemplo, esto se hizo manifiesto en muchas personas enfermas que tenían una actitud de gozo y felicidad, que daban lecciones a muchos otros que estaban sanos, pero amargados y con una actitud poco agradecida.

Es un hecho que, con los años, los rasgos de personalidad se acentúan. Por lo tanto, aparecerá en nosotros lo mejor y lo peor de lo aprendido, aunque también debe estar claro que, la mayoría de las veces, dependerá de nosotros mismos cómo enfrentemos el paso del tiempo.

En algún otro momento hubo un acuerdo social para definir la vejez como un cierto número de años en particular, pero hoy nadie podría hablar de esta etapa con ese criterio, ya que existe mayor consenso en definirla como una actitud. La vejez se puede explicar contemplando un sinnúmero de elementos sociales, entre ellos la salud, las condiciones económicas, la motivación para hacer cosas y la conservación de vínculos (y la generación de nuevos). En conjunto, valorar el pasado, el presente y el futuro parece ser clave en cómo se enfrenta esta etapa. La percepción de que se terminan las cosas buenas de la vida porque se acaba la juventud y el que no haya espacios sociales para desarrollarse también suelen ser cruciales en la vivencia de esta etapa.

Hay muchos países, entre ellos Japón, Ecuador, Colombia, Guatemala, Argentina, Uruguay y algunos países centroamericanos, donde los mayores son valorados como personas respetables y sabias. Todas estas naciones respetan sus edificios antiguos (los cuidan y los conservan) y además valoran profundamente a sus pueblos originarios, honrando y manteniendo sus tradiciones. De acuerdo con la investigación, en estos países las personas viven de mejor forma el paso de los años.

Cuando uno se pregunta qué es la vejez y cuándo llega a nuestras vidas, es inevitable analizar cómo los occidentales experimentamos el paso del tiempo y la forma lineal en que lo entendemos. Para visualizar esta idea, les voy a pedir que hagan mentalmente el siguiente ejercicio que me enseñó una increíble mujer de ancestros japoneses. Imagínense que están de pie, mirando hacia delante, y yo les pregunto dónde ubican el pasado y el futuro; probablemente todos los occidentales responderemos lo mismo: el pasado está atrás y el futuro adelante, ¿cierto? Bueno, esa linealidad del tiempo nos hace ver la vejez como el final del camino. Los orientales, por otra parte, lo conciben absolutamente al revés. Ellos ubican el pasado adelante porque es lo único que conocen y de lo cual pueden aprender todos los días, y el futuro atrás, por ser desconocido e incontrolable. Por esto, ellos valoran, reconocen y admiran a la gente mayor, porque la ven como un referente al considerarla todo el tiempo delante de ellos. Y también por eso no le temen a la vejez, porque llegar a ese lugar es, sin duda, un privilegio. El futuro, en cambio, es inmanejable y desconocido, y lo debemos trabajar con eficiencia en el presente, honrando a nuestros antepasados que hicieron posible que hoy ocupemos el lugar que tenemos.

En este punto es importante además mencionar que las culturas orientales suelen creer en la reencarnación, por lo que la vejez nunca es percibida como el final del camino, sino como parte de un ciclo en el que lo único que se requiere para avanzar es amar y dar lo mejor de uno mismo. Aunque en las sociedades occidentales, principalmente católicas o cristianas, existe también la fe en una nueva vida después de la muerte, esto no se vive con tanto convencimiento. Si nosotros de verdad creyéramos en la posibilidad de otra vida como muchas de las culturas y religiones del mundo, deberíamos tener una actitud de alegría y orgullo al llegar a la vejez, porque ésta sería la culminación de un camino que nos llevaría a un estado de gozo permanente hacia el otro lado de la historia. La muerte misma, además, debería ser vivida con alegría y no según los ritos funerarios que actualmente están institucionalizados y que, entre otras cosas, muchas veces incluyen medicamentos para eliminar el dolor que nos produce "perder" a un ser querido.

Si de verdad creyéramos en la resurrección, experimentaríamos la vejez y la muerte de otra manera, pero como tenemos serias contradicciones al respecto y no estamos absolutamente seguros de que así sea, nos llenamos de miedos y de sentimientos de negación frente a esta etapa de la vida.

Otra forma de manifestar esta inconsistencia es pensar que vamos a ser evaluados al final de la vida. Si de verdad estuviéramos tranquilos con lo que hicimos no tendríamos miedo y nuestra postura frente a la vejez sería distinta. Sentiríamos una paz y una tranquilidad enormes, porque sabríamos que al otro lado nos esperan cosas buenas. Varias personas en la investigación me decían estar muy en paz frente a la muerte porque habían logrado dar lo mejor de sí durante sus vidas, mientras que otras (no pocas) afirmaban que si tuvieran una enfermedad terminal, probablemente sus prioridades y motivaciones en la vida cambiarían. Honestamente, creo que a muchos de nosotros nos pasaría lo mismo.

Seguramente nos sentimos inquietos respecto a cómo estamos enfrentando la vida y cuáles son nuestras prioridades, ya que si en el fondo del alma estuviéramos tranquilos con lo vivido, entonces llegar a la vejez y enfrentar la muerte sería muy distinto.

Entre los participantes de la investigación había muchos que no creían en otra vida y sentían que ésta había que vivirla intensamente porque después no había nada más. Al ser conscientes de aquello disfrutaban y se anclaban en el presente, pero su vejez estaba condicionada a factores afectivos, económicos y de salud, predominantemente. Su preocupación estaba centrada en cómo envejecer, más allá de lo que pudiera pasar después.

En esta misma línea, otra inconsistencia relacionada con nuestras creencias (espero que alguna vez seamos capaces de conversar con honestidad y generosidad) es lo relativo a la donación de órganos; en el fondo nos cuesta ser donantes porque no sabemos si después de la muerte nos va a servir el hígado y por eso nos da miedo donarlo.

Volviendo a la idea de la linealidad del tiempo, en la actualidad lo más importante es alcanzar rápidamente la mayor cantidad de metas posibles; lo cual define nuestra forma de consumir y nos pone en una situación en la que percibimos más la carencia que la abundancia. Es así como la vejez es vista como la pérdida de la juventud y no como la consolidación de la vida, la plenitud y la sabiduría, legado de los años vividos. De esta forma, el ciclo de la vida se configura a partir de lo que se nos acaba y no de lo que vamos adquiriendo con el paso del tiempo. Esta visión, en parte, tiene que ver con el excesivo valor que se le da a lo que vemos y no a las cosas intangibles, que resultan ser las más importantes de la vida: "lo esencial es invisible a los ojos".

En relación con el consumo, hace un tiempo les dije a mis hijos que "desertaba de la carrera de los televisores"; ellos me miraron extrañados dado lo desconcertantes que pueden ser mis comentarios. Cuando les expliqué que quería quedarme con el televisor que tenía y no lo cambiaría, a no ser que se dañara en algún terremoto (ésa es la causa más común por la cual los chilenos renovamos los televisores, además de un mundial de futbol), finalmente entendieron el mensaje. Si nos sumamos al avance y las modas de los celulares, los televisores, las computadoras, el calzado, etcétera, siempre tendremos la sensación de estar atrasados. Muchas veces nos matamos trabajando para llegar a un objetivo que resulta ser un espejismo, porque constantemente aparecerá otro producto mejor por el que debemos seguir corriendo. Este concepto experimenta una crisis durante la vejez, porque, llegados a este punto, ya no nos quedan ganas de seguir en esta carrera (generalmente ya no contamos con los recursos para lanzarnos en esa maratón y, muchas veces, tampoco salud); nuestros valores han cambiado, las cosas que nos importaban a los treinta o a los cuarenta ya no son las mismas y empiezan a aparecer en nuestro horizonte nuevas preocupaciones. Por eso es tan importante evaluar (quienes hemos pasado toda la vida corriendo por esos objetivos) si la sociedad nos hará sentir que estamos fuera del sistema, y que la soledad y tristeza serán nuestras compañeras de viaje. También, si cambiamos nuestros objetivos por otros, será muy interesante comprobar que, si nuestra vida no estuvo enfocada en lo económico, cuando llegue la vejez no sentiremos que nos falta algo, sino que (como muchos entrevistados dijeron) nos sentiremos libres para disfrutar lo que siempre quisimos hacer y que ahora podemos.

Como vemos, definir la vejez no es fácil, hemos transitado desde una definición numérica o estadística (relacionada con los años) hacia una definición de carácter más social que tiene que ver con criterios individuales en los que la forma de enfrentar la vida parece ser la clave. Ser viejo hoy es entendido como un tema de actitud en el cual mantener la independencia es fundamental para sentirse vital y jovial. Según el entusiasmo con el que se enfrente la vida, nos encontraremos con viejos de treinta años y con jóvenes de ochenta; como decían muchos adultos mayores en la investigación: sólo se envejece cuando se deja de soñar o cuando el cuerpo y la mente no nos permiten hacerlo más.

También es importante considerar el fenómeno de la linealidad del tiempo y cómo la vejez se ubica (erróneamente, incluso de acuerdo con nuestras creencias más profundas) al final del camino, lo que nos llena de miedos e inseguridades. Si en nuestras mentes consideráramos el presente y el pasado hacia adelante y no atrás, la experiencia de la vida estaría enfocada en disfrutar de ella hoy, y en ser permanentemente conscientes de nuestra historia y de nuestros antepasados para aprender y agradecer lo vivido. En este sentido, y con una situación económica más o menos resuelta, la vejez debería ser una etapa de consolidación de las metas y de los afectos de toda la vida. Sería un momento para agradecer y apreciar los detalles, y anteponer lo espiritual por sobre lo material.

Capítulo 2

Descanso y ocio

Desde que somos pequeños nos enseñan a producir, primero adquiriendo ciertos hábitos, después sacando buenas notas y comportándonos correctamente, y luego todo eso debe redundar en obtener un buen trabajo que, ojalá, nos guste. Esto estaría bien si paralelamente nos enseñaran a disfrutar del deber, pero nuestras culturas tienden a hacerle muy mala fama y a entenderlo como algo de lo que hay que huir. Nos pasamos toda la vida anhelando descansar y continuamente oímos frases como "gracias a Dios es viernes".

Mi generación es hija del rigor, llena de culpas y ha aprendido poco a poco a disfrutar sin preguntarse tantas cosas. Nosotros crecimos sintiendo que después de lo bueno siempre venía algo malo y, como les contaba en *Bienvenido dolor*, sintiendo que si nos reíamos un martes, nos tocaría llorar un viernes. Pasarla bien era peligroso y, por lo tanto, de lo único de lo que no teníamos que sentirnos culpables era de producir y trabajar; con el placer, claramente no sucedía lo mismo. Las consecuencias de nuestro mal ejemplo frente al deber han sido nefastas para las generaciones más jóvenes que siempre nos han visto cansados, quejándonos y poco contentos con lo que hacemos. De este modo, las generaciones más jóvenes se han ido casi al otro extremo, centrando su interés sólo en lo que produce beneficios y en el descanso, y evitando el deber y el compromiso con lo que se hace.

De cualquier manera, en ambas generaciones se produce la contradicción vital entre planificar la vida pensando cuándo se dejará de trabajar; hecho que al mismo tiempo genera inseguridad y miedo. Hay mucha gente que pudiendo retirarse para pasar algunos años con cierta tranquilidad no deja de trabajar por el vacío que eso le significa; para muchos, no estar en plena producción es sinónimo de "morirse en vida".

Es importante mencionar que la actividad humana, cualquiera que sea, efectivamente rejuvenece el alma y da sentido a nuestra vida; la clave parece ser equilibrar el goce por el trabajo con el disfrute de no hacer nada o de realizar cosas que no sean necesariamente productivas.

En relación con el miedo que nos causa salir de la dinámica de la producción, he de decir que nuestro sistema económico se fundamenta precisamente en el miedo a todo: a ser vulnerables, a que nos pase algo. De esta manera, el mensaje que el sistema nos transmite es que si tenemos cosas nos sentiremos más seguros y confiados. Hay que guardar y tener mucho apego a todo lo material para así aplacar el miedo y estar mejor preparados para los imprevistos que pudieran ocurrir. Entonces, aunque no nos guste, aunque queramos hacernos a un lado, tenemos que trabajar y mucho, durante toda la vida, para adquirir esa seguridad. El trabajo evidentemente es fundamental y le hace muy bien al alma, pero éste debería ser disfrutado y agradecido y no tan despreciado.

No les podría contar la cantidad de personas (incluyendo muchas cercanas a mí) que se han pasado toda la vida asegurando su vejez, incluso en detrimento de sus afectos y emociones, y que llegan a la tercera y cuarta edad medianamente asegurados, pero ni con todo el oro del mundo podrían solucionar algunos problemas. Tanto trabajo para asegurar la vejez y, al final, la sabiduría de la vida golpea justo en donde uno está descuidado y no puede defenderse. Ésa parece ser la magia de la vida: su flujo es incontrolable y, por ende, siempre nos hará aprender aquellas cosas para las que nunca nos preparamos.

Como gran parte de nuestras inseguridades las cubre el trabajo y los apegos a las cosas materiales, hay muchas personas que no toman vacaciones o que no se desconectan cuando están descansando. Recién apareció un estudio que evidenciaba que el 51% de los chilenos no puede evitar ver el correo electrónico en sus vacaciones y está conectado permanentemente durante su descanso. Estoy segura de que el porcentaje es más alto y que en otros países de América Latina este patrón se repite. Pienso además que la razón más profunda de esta conducta es el miedo a ser juzgados, sólo por descansar. Suena horrible, pero en el fondo creo que es así. Es cierto que otros países del mundo hispano tienen la capacidad de disfrutar más y de hacerlo sin culpas; de acuerdo con la investigación sobre la felicidad plasmada en *Bienvenido dolor*, entre ellos se encuentran Argentina, Uruguay y Colombia, por ejemplo.

Entonces, en esta realidad en la que el trabajo, las posesiones y la actividad son sinónimo de estar vivos y donde el camino al éxito se vive como una carrera despiadada, ¿qué sentimos cuando nos dicen que a determinada edad ya no podremos seguir trabajando, que llegó la hora de jubilarnos y que nuestro tiempo productivo ha cesado? Nadie nos pregunta si queremos, si podemos, si estamos capacitados para entrar en un mundo desconocido, subvalorado y atemorizante: el del descanso.

El descanso es una de las contradicciones de la vida... nos la pasamos anhelándolo y cuando simplemente llega, no sabemos qué hacer con él. Caemos en excesos para sentir que lo estamos disfrutando y nos ponemos, por ejemplo, a comer o tomar más de lo normal; en resumidas cuentas, para poder gozar de ese tiempo libre creemos que debe haber muchos estímulos externos. Sin embargo, disfrutar de la quietud, con pocos estímulos, está adquiriendo cada vez más fuerza en una población que a todas luces necesita entender el descanso y el ocio como una invitación al silencio y la búsqueda de paz interior. Ésta es una idea que, afortunadamente, se ha ido potenciando al cabo de los años.

¿Qué es descansar?, ¿qué hacer cuando no hay "nada que hacer"? Éstas son preguntas clave en un mundo que muchas veces tiende a definir el descanso como "no hacer nada". Y cuando se supone que tendremos muchos años "sin hacer nada", la angustia nos inunda de inmediato. Parece que sólo hacemos algo cuando se trata de un trabajo remunerado y, si no es así, no hacer nada se condena muy fuertemente.

El descanso tiene que ver con repetir casi las mismas preguntas que uno se hizo antes de comenzar cualquier estudio superior. El descanso en la edad adulta significa explorar en lo más profundo de nuestro ser, pero con un criterio de madurez y con la clara conciencia de que en esta etapa muchas veces no hacer nada es la fuente del máximo placer. Implica entonces preguntarse qué quiero hacer, qué dejé de hacer en mi vida que ahora puedo retomar. Implica también reformular mi mundo laboral o descubrir que tengo que seguir trabajando para poder mantenerme a mí y a los míos, pero a partir del placer por lo que se hace y no sólo debido a las obligaciones económicas. Éste es un desafío de primer orden en varias naciones, donde existe tanta desigualdad y pobreza.

Una de las conclusiones quizá más importantes de la investigación y que se repitió en varios países es que nos cuesta descansar, que no sabemos hacerlo y que hoy se hace más difícil con la modernidad que nos circunda. La tecnología (el dios del siglo XXI, como la llamé en la investigación sobre la felicidad) en sus tres versiones (como una santísima trinidad): el televisor, el teléfono celular y la computadora, inundó el espacio de descanso, haciéndonos asumir que (para la gran mayoría así es) descansar es sinónimo de desplomarse en la cama y conectarse a un cuadrado que nos entretiene con diversas imágenes.

El descanso en ningún caso significa no hacer nada, sino, muy por el contrario, hacer cosas distintas a las que se hacen comúnmente. Cada persona definirá lo que para ella y su mundo más íntimo es descansar. Sobre lo que parece haber consenso es que un buen descanso no es volverse

loco haciendo mil cosas ni tampoco no hacer nada y entre-
garse a la inmovilidad como un mandato. Durante la investigación fue divertido ver a mucha gente planteándose
la instrucción de "tienes que descansar" o "descansa ahora", ya que todos pensaban que luego de eso tendrían que
volver a producir. Al final la vivencia era que descansar se
transformaba paradójicamente en algo agotador.

El descanso es entonces una reformulación de las actividades y no la suspensión de las mismas; implica preguntarse, primero que nada, por los "deseos" y luego hacerlos
convivir armónicamente con los "deberes". Por otro lado, si
no se puede dejar de recibir una remuneración, creo que es
fundamental en la vida adulta tener espacios de descanso,
pasatiempos y momentos de esparcimiento que permitan
renovar las energías y ayudar al cuerpo y al alma a recu-
perarse de los esfuerzos acumulados por años. Esto es aún
más importante cuando el trabajo que realizamos no nos
produce sentimientos de bienestar y de placer.

Así como hay que revalidar el descanso, también es
importante visualizar el poder sanador que tiene en muchos espacios de la vida el hecho de "no hacer nada". Estar
literalmente mirando el techo sin moverse, observar con-
templativamente la naturaleza y nuestro mundo interno no
sólo es "justo y necesario", sino que es fundamental para el
encuentro con nosotros mismos y para proyectar nuestra
vida en función de alcanzar la mayor plenitud posible, entendiendo siempre que ser feliz es una decisión.

El ocio, por su parte, que tiene mala fama y que se asume como la madre de todos los vicios es, en un sentido, positivo. Bien llevado es una invitación al mundo interior, al

autoconocimiento y hacia un estado de armonía muy parecido a la meditación. El ocio y el descanso necesitan de un hermano, sin el cual no se podrá llegar a la plenitud: el silencio. Este elemento del que hoy nos alejamos con mucha frecuencia (porque nos hace conectarnos con nosotros mismos y plantearnos preguntas que, al responderlas, probablemente nos obligarían a hacer cambios) va adquiriendo mayor importancia a medida que pasan los años. Estoy segura de que en pocos años habrá que pagar por silencio, ¡actualmente uno encuentra paquetes turísticos que lo ofrecen casi en forma exclusiva!

En la edad adulta no sólo se suele buscar el silencio, sino que además éste se vuelve parte fundamental de la salud mental y física de los adultos en la modernidad. Por eso hay cada vez más personas mayores que practican yoga, se tratan con medicinas naturales y terapias alternativas, y buscan todo tipo de disciplinas espirituales que los conectan con el silencio, el ocio y el descanso que, bien llevados, se han convertido en una eficiente fórmula para prolongar la vida y vivir esta etapa plenamente y en contacto con las cosas importantes de la vida. Según los resultados arrojados por el estudio, lo trascendental de la vida serían los afectos primarios y secundarios (familia y amigos) y la búsqueda de la espiritualidad en cualquiera de sus formas.

Es elemental resignificar el descanso, el ocio y el silencio, así como es primordial volver a planificar la vida cuando la jubilación nos llega. Hay que definir nuevos sueños, metas y objetivos en pos de los cuales movilizar nuestra energía y nuestra estructura psíquica, a favor de este crecimiento. Al final, descansar es una señal fundamental de autocuidado y de sanación interior.

Sería increíble que a partir de los treinta años tuviéramos presente esta redefinición del descanso y del ocio y pudiéramos entenderla como algo que va más allá de la búsqueda de placer. La investigación mostró que la gente que a los treinta pensó y actuó de acuerdo con esos planteamientos, pudo enfrentar la jubilación (o siguió trabajando) con mucho más sentido, alegría y paz que quienes no lo hicieron.

¿Por qué no nos dedicamos por un minuto a pensar, independientemente de la edad que tengamos, cómo definiríamos descanso y ocio y cuánto lo hemos disfrutado a lo largo de nuestras vidas? Resultará interesante enfrentarnos a nuestros miedos y culpas en relación con estos temas. Sin duda, y de acuerdo a lo observado en el estudio, el tipo de respuesta ante estas interrogantes determina en forma radical cómo se enfrenta el cambio de la vida productiva hacia la jubilación, sea ésta el cese del trabajo o, en la mayoría de los casos (un 77% según las estadísticas), un punto de inflexión para continuar trabajando.

Entonces, tanto el descanso como el ocio (en mi opinión y de acuerdo con los testimonios recogidos) es necesario inculcarlos desde la niñez. A los niños hay que enseñarles a descansar de diversas maneras: proponiéndoles hacer cosas diferentes a las cotidianas, instándolos a no hacer nada y a disfrutar del ocio y del silencio, para que aprendan a escucharse y a tomar decisiones desde dentro de sí y sin buscar influencias externas. Si esto se potencia desde la niñez, tendremos adolescentes y adultos capaces de valorar el descanso como otra forma de productividad y una alternativa hermosa de crecimiento personal. Desde este lugar no nos costará tanto cambiar de actividad ni redefinir nuestros sueños cuando sea necesario hacerlo; es más, será una ayuda para darle mejor uso al tiempo y reconectarnos con las ganas de vivir fuera de la órbita de lo productivo.

Después de haber hecho esta revisión y de haber planteado estas preguntas que pueden no ser fáciles de responder, los invito a un momento de ocio o descanso bien merecido y disfrutado.

Capítulo 3

El cuerpo habla

Los ciclos de la vida son curiosos... Aunque la vejez se define por medio de otros criterios sociales además de la edad, nadie puede negar que el cuerpo es un indicador de que la vida avanza; es más, incluso podría decirse que es el primero que nos ayuda a entender que algo nos está pasando.

Digo que los ciclos de la vida son curiosos porque en la adolescencia ocurre lo mismo. Como bien sabemos, esa etapa se inicia con la pubertad y con los consiguientes cambios sexuales secundarios en el cuerpo (siendo la menarquía o primera menstruación en las mujeres y la primera polución nocturna en los hombres lo que daría la señal de que un nuevo proceso o etapa psicológica se inicia). A los adultos les pasa algo parecido: la menopausia, la andropausia, la aparición de canas y arrugas, la pérdida gradual de la visión, el dolor de rodillas (o de cualquier otra articulación) son señales que suelen indicar la llegada de una nueva etapa de la vida que, al igual que la adolescencia, supone muchos desafíos y planteamientos nuevos sobre las metas, sueños, vocaciones, etcétera. Me resultó maravilloso ver cómo la gente que participó en la investigación relacionaba estas dos etapas de manera tan directa y cómo a partir del cuerpo ambas planteaban sus desafíos. Entre las coincidencias, algunos mencionaron que en ambas suceden cambios en el cuerpo que tienen gran repercusión social y que son observados y evaluados por todo el mundo. En ambas hay un reto relacionado con la revaloración y el uso del tiempo, lo que requiere un nuevo planteamiento de la vocación: ¿qué quiero hacer ahora?, ¿para qué soy útil?, ¿dónde están mis sueños (los cumplidos y los que aún quiero realizar)?

En el plano físico y psicológico, ambas etapas incluyen ciertos cambios hormonales y la acentuación de ciertos rasgos de personalidad; también, en ambas es muy relevante la aceptación corporal y la resignificación de la sexualidad que determina fuertemente los ciclos y las vivencias. Además ambas etapas se caracterizan por una evaluación de la espiritualidad y una revisión de las creencias (unas en el inicio de la vida y otras en el proceso de finalizarla). La muerte, por ejemplo, cobra gran relevancia en ambas fases.

Es curioso cómo dos generaciones que parecen tan opuestas y que tienen muchos prejuicios, la una en relación con la otra, puedan tener tanto en común. De hecho, en la investigación era hermoso ver que cuando ambos grupos se juntaban y compartían sus miedos e inquietudes, era cuando más conclusiones podían extraer y cuando más agradecidos estaban por la capacidad de aprender del otro. Éste puede ser un buen fundamento para potenciar las relaciones entre los jóvenes y sus abuelos, y para lograr una participación social conjunta en la que los jóvenes aporten la pasión y la intensidad, y revitalicen a los mayores con nuevas contribuciones y experiencias tecnológicas, entre otras cosas, y los mayores transmitan paciencia, experiencia y sabiduría, que calmen la ansiedad de la juventud; y disciplina, rigor y esfuerzo, que motive a los adolescentes que recién inician su camino.

Resulta maravilloso que todo esto surja percibiendo los cambios corporales que nos van ocurriendo a lo largo de la vida. Si bien se entiende que el cuerpo muchas veces no está en sintonía directa con el alma (cosa que ocurre en ambas etapas), circula en el ambiente social, sin lugar a dudas, la premisa de que el éxito está asociado con la juventud y de que en esa etapa ocurren las cosas buenas, no así durante la vejez, cuando los cambios corporales se asocian solamente a la pérdida (de tonicidad, color, melanina, colágeno, movimiento, flexibilidad, entre otras).

El cuerpo siempre es el primero en comunicar que algo está pasando y define los desafíos mentales y emocionales que tenemos que enfrentar a partir de dichos signos. De esta manera, cómo reaccionamos ante las canas y las arrugas, para empezar, parece determinar en gran medida cómo se vivirá el proceso. La actitud frente a estos "síntomas" (que no siempre son dolores, pero que erróneamente los llamamos igual) también determinará la forma en que cada persona se vinculará con sus seres más cercanos, particularmente con la pareja.

El cuerpo es un punto de partida y al mismo tiempo un punto de llegada, dependiendo de cómo se vivan o asuman dichos cambios, que incluso en nuestro inconsciente son vistos como alteraciones. Quizá si interpretáramos estos cambios como estímulos para el crecimiento y no como una pérdida, el proceso de la vejez nos resultaría bastante más llevadero.

Es importante considerar que se comienza a envejecer desde la gestación, siendo éste un proceso permanente que culmina en la vejez, que es cuando se hace más evidente y tangible. Este camino involucra todo el ciclo vital y las personas lo van recorriendo de acuerdo con sus características y con el medio en el cual les toca vivir y desarrollarse. Aun así (y debido al aumento de la expectativa de vida) la vejez se ha trasformado en la etapa más larga del ciclo vital y (como hemos visto) concentrará a la mayor parte de la población de varios países en algunos años más.

Los cambios en el cuerpo de los que hablábamos, en general son interpretados negativamente, lo cual se debe a imposiciones sociales muy rígidas de lo que es un cuerpo bello y sano. Todos esos atributos virtuosos están asociados a la juventud, en la que todavía no se manifiestan signos de envejecimiento. Esta presión, aunada a la mala asimilación cognitiva y emocional de estos cambios, llevan a que vivamos la vejez como una permanente contradicción: por un lado, experimentamos sentimientos positivos relacionados con la experiencia de permanecer activo y con dejar atrás las obligaciones y los deberes, pero, por otro, nos inundan sentimientos negativos centrados en los problemas de salud y el temor a depender de otros. Esto, sin considerar el enorme porcentaje de personas que tienen que dejar de lado los malestares corporales porque están obligadas, de una u otra manera, a continuar produciendo.

En geriatría, para saber si una persona está envejeciendo bien, suelen analizarse cuatro dimensiones: lo biomédico, que explora las enfermedades y antecedentes de riesgo; la parte mental, que rastrea problemas de ánimo, memoria y demencias posibles; la esfera social, que se enfoca en la situación de la persona y los roles que desempeña en la sociedad y, por último, la más importante, la funcionalidad, que tiene relación con el grado de dependencia de esa persona. Por esto resulta esencial aumentar el tiempo de autonomía, ya que, como mencionamos anteriormente, la vejez tendía a definirse como el momento en que, de una u otra manera, la independencia se pierde.

Me parece necesario en este punto detenerme en la valoración que le damos al cuerpo y en las contradicciones que todos los días experimentamos con él. Como occidentales (preocupados siempre por lo exterior y actuando desde ahí hacia nuestro interior), al parecer, no hemos aprendido a escuchar lo que el cuerpo nos dice diariamente. No sólo ignoramos sus reclamos, sino que, por el contrario, al sentir la menor incomodidad corremos a buscar un medicamento o alguna solución externa que rápidamente alivie o elimine esa señal.

Si hacemos esto con el cuerpo, con las señales del alma es mucho peor... Ignoramos cualquier pista del mundo afectivo que nos pueda hacer sospechar que algo nos está pasando. Las angustias, las penas, los cansancios y tantos otros indicadores son desdeñados por muchos y, en la mayoría de los casos, encubiertos con trabajo, actividades, remedios y cualquier otro distractor que nos ayude a desconocer lo que nos está pasando. Un sencillo ejemplo de esta situación es aquel que citaba en mi libro *No quiero crecer*: un joven no puede decir con toda libertad que no ha estudiado para el examen de matemáticas por la tristeza que le dio oír que sus padres se separarían. La autorización para posponer el examen quedará a criterio del profesor (y a que él no sea víctima del gran mal que aqueja a Latinoamérica, la desconfianza). Pero si ese joven, en cambio, presenta un certificado médico por una bronquitis obstructiva nadie pondrá en duda la enfermedad y es altamente probable que le den una nueva fecha para presentar examen.

De este modo vemos cómo desde muy pequeños nos vamos educando en ignorar las señales del alma y de los afectos, pero sí le prestamos, en cambio, gran atención a las enfermedades del cuerpo (validándolas como significativas y profundas) recurriendo de forma inmediata a la medicina que las haga desaparecer. Escuchar al cuerpo significa preguntarse cuál es el mensaje que ese dolor, esa molestia, o esa dificultad corporal me está queriendo transmitir, y para eso se requiere cierto tiempo para apreciar ese dolor desde el corazón y tolerarlo, sin tratar de erradicarlo de inmediato.

Cuando veo con enorme tristeza que mi país tiene más farmacias por kilómetro cuadrado que otros países del mundo hispano y compruebo que Perú se acerca peligrosamente a las mismas cifras, me pregunto cuánto estamos escuchando al cuerpo y cuánto al alma, ya que recurrimos al medicamento como la primera y más rápida solución. Desde niños deberíamos desarrollar recursos de sanación interior para aprender a convivir con ciertas molestias.

Es sobrecogedor (o preocupante al menos) ver lo llenos que están todos los servicios de salud en varios países; tanto los privados como los públicos están siempre a tope.

¿Qué nos está pasando?, ¿estamos todos tan enfermos?, ¿qué es lo que de verdad está enfermo, nuestro cuerpo o nuestra alma? Hay una frase de un hombre sabio que dice que si el alma llora y el cuerpo no la escucha, entonces el cuerpo grita, lo que se traduce en enfermedades. ¿Se dan cuenta entonces de lo fundamental que resulta estar atentos a los mensajes del alma?, ¿qué pasaría si les enseñáramos a nuestros niños a escuchar sus penas y sus alegrías, a transmitir sus miedos y sus enojos cotidianamente y de forma adecuada? Les aseguro que varias instituciones médicas quebrarían y muchos de los criterios médicos de hoy tendrían que ser reconsiderados.

Si a este escenario de farmacias en cada cuadra y servicios médicos colapsados le sumamos lo específica y comercial que con el tiempo se ha vuelto la industria, el panorama es desolador. Ese médico de cabecera que conocía a toda la familia y que con sólo tocar la frente del niño sabía qué temperatura tenía, está en grave extinción y ha sido reemplazado por un nivel de especificidad casi ridículo; hoy en día para prácticamente todo se necesitan miles de exámenes que, si bien pueden ser maravillosos y muy útiles, relevaron al criterio y el clásico ojo médico, y nos condenaron a un peligroso nivel de dependencia. Esto adquiere especial relevancia con el paso de los años, ya que a los setenta, por ejemplo, cualquier examen que uno se haga (dada la tecnología actual) algo encontrará y, por lo tanto, requerirá un determinado tratamiento. En la investigación, muchos comentaban el terror que genera ir a una revisión médica porque es muy posible no salir nunca más de ese lugar.

En ningún caso estoy diciendo que deberíamos evitar ir al médico o prescindir de los tratamientos; muy por el contrario, creo que si la expectativa y la calidad de vida han aumentado se debe en gran parte a los avances en esta área. El llamado que hago (de acuerdo con los resultados de mi investigación) es a explorar nuestro mundo interno y escuchar nuestras emociones. No puede ser que haya tanta gente a la que le guste ir a los centros de salud y que se sienta segura mientras más exámenes se hace. No puede ser que hospitales, clínicas y consultorios estén llenos, y con filas de gente esperando a ser atendida (sin considerar la ineficiencia y falta de humanidad que se encuentra en muchos de estos lugares).

Sin duda hay mucho que hacer en materia de salud, pero sobre todo, hay mucho más que hacer respecto a la educación de variables emocionales y corporales que nos permitan interpretar y valorar la información que nos da el cuerpo, de una forma diferente a como lo hacemos hoy. Es casi un hecho que si no hemos escuchado al cuerpo y al alma durante nuestra juventud y madurez, nuestra vejez nos pasará la cuenta. Es aquí donde, por ejemplo, conductas como el enorme sedentarismo adquieren gran relevancia, ya que si no nos cuidamos comiendo sano y haciendo ejercicio durante la juventud, las enfermedades cardiovasculares y artríticas durante la vejez serán inevitables. El viejo que seremos mañana depende del joven y del adulto que somos hoy.

El tema del ejercicio suele ser la clave más importante para transitar por esos años con buen estado físico y salud, con dinamismo, vitalidad y lejos de los médicos. Por lo mismo resulta dramático que nos cueste tanto ejercitarnos, aunque hay que reconocer que recientemente en muchos países se ha ido desarrollando esa conciencia. Si sabemos que nos hará bien, que con ello prevenimos un sinnúmero de problemas, que nos mantendrá sanos y que además nos reportará beneficios estéticos, entonces ¿por qué no lo hacemos? La respuesta tiene muchas aristas y una de ellas tiene que ver con la poca conciencia que tenemos del paso del tiempo y de lo rápido que ocurre. Claramente no nos preparamos para la vejez, estamos demasiado preocupados por las exigencias de la juventud y de la adultez para pensar que en algún momento nuestro cuerpo tendrá que sostenernos. La prevención está focalizada mayormente en generar recursos y en ahorrar, y como para eso hay que trabajar mucho, no queda entonces tiempo para preocuparnos por la máquina que genera esa producción. Sólo tomamos conciencia de ella cuando ésta prende sus alarmas e informa que algo pasa. Siempre se ha dicho que el cuerpo no se siente hasta que se enferma; yo no siento que tengo cabeza o espalda en forma permanente, sólo cuando algo me duele asumo que tengo que preocuparme. Si ésa ha sido mi actitud durante toda la vida, es mucho más probable que, llegada la vejez, tenga más dificultades para asumir esos problemas de forma positiva.

Otra de las causas de la poca conciencia que tenemos de la importancia del ejercicio es el gran problema del siglo XXI: el debilitamiento de la fuerza de voluntad. Este concepto que desaparece angustiosamente de nuestra realidad nos lleva a considerar mejor todo aquello que es instantáneo: es más fácil operarse que incorporar el ejercicio a nuestra rutina diaria, es más rápido medicarme con un ansiolítico o un antidepresivo que preguntarme qué me pasa, es más efectivo tomar remedios o medicamentos para bajar de peso que implementar un cambio radical en nuestra alimentación. En fin, son muchos los ejemplos que reflejan que este concepto está en crisis, y por ende todo lo que tiene que ver con el autocuidado también.

En realidad, la lógica es muy simple: si he comido mal durante toda la vida, si nunca he hecho ejercicio, si tengo vicios como el alcohol y el cigarro, si no he escuchado los mensajes que me dio mi cuerpo mientras era niño, joven y adulto, ni mucho menos le presté atención a lo que decían mi alma y mis emociones, entonces cuando llegue a ser un adulto mayor, sin duda, todo me resultará más difícil y doloroso. Mientras la juventud y la adultez sólo se entiendan desde la lógica de la máquina que genera recursos para asegurar la vejez, todo se complicará cuando nos demos cuenta de que nuestro envase, la estructura que nos sostiene, se rebelará por el maltrato recibido.

Otro punto que no puedo dejar de mencionar en este capítulo es algo que cada vez resulta más común: el rechazo de los cambios naturales que, con los años, el cuerpo empieza a experimentar. Esto puede generar mucha hostilidad en el mundo interno, incluso originar fuertes depresiones; y generalmente tiene que ver con ser muy vulnerable frente a las presiones sociales y con adquirir los cánones de belleza imperantes hoy en día. Estas presiones parecen evidentemente ser más exigentes con las mujeres que con los hombres, a los que se les sigue queriendo con canas, calvos y con barriga. Sin embargo, en la investigación pude comprobar que esto poco a poco ha ido cambiando y que son cada vez más los hombres que recurren al gimnasio, las cirugías y otros tratamientos que los hagan sentir como si el tiempo no hubiera pasado.

Como podemos ver, las causas del *boom* de las cirugías se relacionan directamente con el rechazo del paso de los años y lo que el cuerpo está informando, así como con la sensación de que existe una discordancia entre el cuerpo y el mundo interno. Un ejemplo de esto son las personas que se sienten más jóvenes de lo que se ven y por ello intentan anular aquella evidente contradicción.

En el marco de la investigación, los adultos mayores reconocieron que se ven y se sienten mejor que sus antepasados a sus mismas edades y también estimaron que esto aumentará con el tiempo. Muchos de ellos dicen sentirse estupendamente a los sesenta años y lo mismo afirman muchos que sobrepasan ese rango. Esta evaluación positiva se debió casi en el ciento por ciento de los casos al mantenimiento de la actividad física y a la sensación de sentirse útiles.

Hasta aquí todo parece ser ideal y muy sano. Hacerse un retoque para vernos más lindos y parecer más joviales y descansados, contando con los recursos para ello, me parece óptimo y revitalizador. El problema está en definir cuándo terminar con este tipo de intervenciones, cuándo somos capaces de concluir esa dinámica y decir "aquí me detendré, porque si sigo, los cambios que me imponga me dañarán, me harán parecer algo que no soy". Es tremendo ver a hombres y mujeres que dejaron de ser quienes fueron para transformarse en caricaturas del ayer (me cuesta imaginar cómo se reconocen al mirarse al espejo), caras estiradas, bocas remodeladas, pieles dañadas en manos y cuello que no pueden ocultar el paso de los años. Es triste ver cómo miles de personas se niegan a aceptar el paso del tiempo, perdiendo toda dignidad, incurriendo en un proceso que conlleva adicción y, por lo tanto, enfermedad. Hoy en día se agradece ver a adultos mayores aceptando sus canas y arrugas con orgullo, asumiendo que cada una de ellas refleja y sintetiza los años y las experiencias vividas.

Estamos en una época obsesionada por la juventud, por el cuerpo; tenemos poca madurez social para aceptar el paso del tiempo y para enfocarnos en embellecer lo que tenemos; nos cuesta trabajo escapar de esta fijación absurda y desproporcionada de querer parecer joven todo el tiempo.

Al otro extremo se aprecia el abandono por el autocuidado, lo que ocurre sobre todo en los niveles de menores recursos. Las frases más mencionadas en la investigación eran: "Si ya estoy viejo para qué cuidarme tanto, si uno ya está en otra etapa"; algunos que estaban en pareja afirmaban: "Pero si llevamos tanto tiempo, ya da lo mismo cómo esté", mientras que muchas solteras declaraban: "Pero si estoy sola, nadie me ve, da lo mismo si estoy gorda o qué ropa interior me pongo". Al reproducir estas frases recuerdo los rostros que me las repetían como si fueran de lo más normales. No existe la conciencia de cuidarse por un tema de autoestima y menos aún por salud o prevención de la vejez. El abandono es total y sólo se considera algún tipo de preocupación cuando se presenta algún evento que requiera de cierta aprobación social (matrimonios, bautizos, graduación de un hijo, etcétera), ahí aparece la conciencia del cuerpo.

Tengo que reconocer que entre ambos extremos mencionados hay un grupo cada vez mayor que ha desarrollado conciencia de su cuerpo y del cuidado que éste requiere. Cada vez es más frecuente ver gente de todas las edades haciendo ejercicio en plazas públicas, yendo al gimnasio y comiendo sano. Espero que la razón más profunda de esos cambios tenga que ver con la salud y la prevención y no sólo con la apariencia, lo estético y con estar dentro de los parámetros de belleza dominantes en nuestras sociedades. Actualmente la tercera edad es una generación de transición entre los que no se preocuparon de cuidarse y los que están empezando a prevenir.

El cuerpo habla, qué duda cabe; lo importante es entender que se requiere de una conciencia social de que este "envase" necesita de un cuidado constante desde que somos niños, con dedicación, cariño, una buena alimentación y ejercicio permanente. Si tenemos el hábito de cuidarlo llegaremos a nuestra vejez más sanos y plenos, incluso en cuanto a belleza se refiere, sin caer en esas prácticas absurdas y patológicas que niegan el paso del tiempo ni resignarnos a un abandono que es tan complicado y dañino como lo anterior. Dicen que uno es lo que come y lo que hace con su cuerpo durante toda la vida. Esto determinará todo nuestro proceso de envejecimiento.

Capítulo 4

Vejez y pareja (desafíos y privilegios)

Quizás uno de los miedos más comunes en todo ser humano sea llegar a la vejez solo. En algún punto, a todos nos gustaría entrar a esta etapa de la mano de alguien con quien recorrer lo bueno de esos años y con quien compartir los miedos y desafíos que van apareciendo con el ciclo natural de la vida. Los que han llegado o llegarán a ese momento con una pareja, sin duda tienen muchas cosas a favor y algunas en contra. Por un lado, es evidente que haber recorrido la vida con una persona se traduce en conocimiento mutuo y confianza, que si se suma a una relación basada en el amor, redunda en un vínculo fuerte y en un grado de amistad fortalecedor, necesario para enfrentar los momentos difíciles de la vejez. Esto asegura cierta complicidad que, acompañada de un buen humor, sin duda hará esta edad provechosa, y ayudará a la pareja a resolver y adaptarse de manera eficiente a las dificultades o desafíos a los que les toque hacer frente.

Por otro lado, dicen que aquellas características que hacen fijarnos en otro en algún momento, esas que atraen y conquistan, son las mismas que terminamos odiando con el tiempo. Si, por ejemplo, me atraía él por su sentido del humor, probablemente con los años lo iré encontrando superficial, sentiré que nunca se puede hablar en serio. Si era muy protector y decidido, y me hacía sentir segura y comprendida, con el paso de los años podría parecerme prepotente, dominante y machista. En el caso de las mujeres ocurre lo mismo: si me encantó una mujer porque era libre e independiente, después me puede preocupar que no se ocupe de su casa o de su familia.

Es que somos así: complejos y maravillosos. No debemos olvidar tampoco que el paso del tiempo acentúa todos los rasgos de personalidad, incluyendo lo bueno y lo malo que llevamos dentro; entonces, si alguien de joven era enojón, es muy posible que de mayor se convierta en un viejo cascarrabias, lo que requerirá más paciencia, tolerancia y mucho sentido del humor para sobrellevarlo en este nuevo escenario.

También vale la pena mencionar la importancia del respeto por los gustos, (que seguramente irán cambiando), por los tiempos y por las distintas formas de relacionarse afectivamente: muchos vínculos parecerán transitorios, la gente viene y se va, y la pareja se verá enfrentada a sí misma quizá de manera más frecuente. Es importante entonces compartir y equilibrar la distancia y los silencios de ambos, y los cuidados que la pareja necesita.

Quizá por esto es que resultan preocupantes los códigos de la juventud, porque el concepto de lo desechable (de poca paciencia basada en una mala definición de la autoestima, en la que lo único que parece importar es lo que yo quiero y en cómo se las arreglarán los otros para hacerme feliz) suele ser un factor que me llevará a la soledad. Las frases "yo no quiero tener problemas" o "prefiero solo que mal acompañado" invitan a pensar que es el otro quien tendría que cambiar y no yo; y a creer que si no me dan lo que pido o de la forma en lo que lo necesito, lo más fácil será decir adiós.

Otro tema importante es en qué se invierte durante la vida. Como veíamos en capítulos anteriores, estamos entrenados para invertir en cosas materiales; la seguridad económica nos ayudará, sin lugar a dudas, a enfrentar de buena forma el paso de los años y así reducir los miedos que este proceso genera. De hecho, cada vez se escucha más el discurso de que si uno tiene dinero resolverá de manera eficiente todos los problemas, asumiendo implícitamente que lo afectivo es secundario.

Contrario a quienes llegaron al final de su vida con una pareja, están los valientes que decidieron romper una relación tóxica en beneficio de su salud mental y comenzar de nuevo. Aquellos que lograron darse cuenta de que estaban en una relación deformada, sin amor y con vicios irreconciliables, dieron literalmente el salto por la independencia, con la esperanza de que esa soledad abriera sus puertas a un futuro amor que lograra consolidar una vejez acompañada, con quien la construcción de la pareja fuera lo suficientemente sana como para enfrentar esa etapa. Esta nueva pareja probablemente no se conocerá tanto ni tendrá una experiencia de vida en común, pero dada la experiencia aprendida de las anteriores relaciones pondrán todo de su parte para disfrutar de lo bueno y aprender de lo malo. Además, las parejas consolidadas en la mediana edad ya deberían visualizar, incluso en la decisión de estar juntos, la posibilidad y, por qué no decirlo, el anhelo de compartir la vejez con todo lo que ella traiga.

Existen situaciones cotidianas que, llegada la jubilación, es importante conversar y revisar. La organización de los tiempos, por ejemplo, parece ser clave en la armonización de la pareja. Cuando se respetan los tiempos personales, y se es capaz de planear momentos compartidos de forma entretenida será posible llegar a un estado final de gozo diario para cada uno de los integrantes de la pareja. Esto otra vez dependerá de la historia de esa pareja y de cómo han ido resolviendo estos temas a lo largo de la vida, porque si no lo han sabido hacer a los treinta o a los cuarenta, difícilmente lo lograrán a los cincuenta, sesenta o más. Otra vez aparece el concepto de prepararse a lo largo de la vida para tener una buena vejez.

Es importante mencionar que la pareja (la de toda la vida, una reciclada u otra que se haya formado después de algunas experiencias) ya entrada en la vejez se verá enfrentada al desafío de la soledad, porque los hijos (de los dos o de alguno) se habrán ido de la casa para hacer su propia vida. Sólo quiero resaltar que esto puede afectar a la pareja (porque de la familia en general hablaré en otro capítulo) y en este sentido, esta nueva situación obligará a estos dos seres a ver el rostro de aquel al que hace tiempo probablemente no veían y les dará la oportunidad de volver a conocerse, volver a gustarse y, ojalá, volver a ser novios y esta vez para siempre. En cualquier caso, éste puede ser un momento duro... si nunca cuidaron los afectos, si estuvieron muy preocupados por el resto de la familia y no entendieron que el motor principal de todo eran ellos dos, volver a encontrarse, estar frente a frente, luego de tanto tiempo puede generar algún desgaste o dificultad. Esto es muy frecuente entre aquellas personas educadas sólo para cuidar los trabajos y no los amores. A todos nos han enseñado a cuidar los trabajos porque de no hacerlo, como es sabido, los podemos perder; pero en ningún momento se nos ha dicho que la empresa que se está yendo a la quiebra en América Latina es la familia y, más específicamente, la pareja.

Un día conversé con el gerente general de una compañía muy importante y exitosa en el mundo hispano, quien me contaba con angustia que tenía serios problemas de pareja y pensaba que al final terminaría separándose. El hombre no entendía por qué pasaba esto si él quería mucho a su mujer. Entonces le pregunté cuánto tiempo le dedicaba diariamente a su empresa para que estuviera dentro de tan altos niveles de reconocimiento y él me respondió sin dudarlo mucho y hasta con cierto orgullo que entre nueve y diez horas diarias, y que durante los fines de semana, y por las noches, la vigilaba por la computadora. Cuando le pregunté cuánto tiempo diario le dedicaba a su mujer que lo había llevado a esa mala relación de pareja. Con los ojos llenos de lágrimas reconoció que con suerte una hora diaria y de repente alguna comida los fines de semana. Él lo entendió rápidamente, comprendió que no podía tener los mismos resultados de su empresa en su pareja si no le dedicaba tiempo concreto, y que si quería mantener su matrimonio debía generar un cambio a partir de entonces.

Por eso insisto en que la gran decisión de la vida es invertir no sólo en la productividad laboral, sino también en los afectos. Es clave hacerlo conscientemente, entendiendo el amor como una decisión. Siempre me he preguntado por qué si la mayoría de las empresas analiza por lo menos una vez al año (o a veces más) los resultados, las necesidades y los costos, no puede hacer lo mismo una pareja y una familia para ver cuáles son los objetivos o sueños de sus integrantes y así hacer planes para la felicidad de todos. Creo que no se hace simplemente porque nos daría vergüenza hablarlo. En este contexto, el amor parece que sólo debe vivirse, no hay que conversarlo ni mucho menos planificarlo, porque a la vista de todos perdería la magia. Ése es un gran error si queremos disfrutar de la vida en plenitud y llegar a la vejez acompañados no sólo de parejas sanas, sino también de otras relaciones que hayamos sido capaces de cultivar a lo largo de la vida.

Estos desafíos de pareja, de los que hemos hablado implican también desafíos individuales para lo femenino y masculino, para hombres y mujeres tanto heterosexuales como homosexuales. Vamos primero a detallar los retos que trae para los hombres el paso del tiempo.

Los principales rasgos de la identidad masculina a lo largo de la vida son el trabajo y la sexualidad; culturalmente hemos enfatizado ambos aspectos por considerarlos determinantes de un hombre "hecho y derecho". Con el paso de los años, ambos aspectos necesitarán una reevaluación y un cambio de giro. Al momento de jubilarse, el sentido del trabajo cambia radicalmente y si no se reformula puede producir una crisis fuerte y difícil de resolver. Aquí adquiere sentido la redefinición del descanso, de las actividades no remuneradas que también pueden llenar el alma y de no hacer nada, lo que incluso puede generar placer. Si ese hombre después de la jubilación necesita seguir trabajando, tendrá que armonizar dentro de sí mismo la contradicción entre querer descansar (y necesitarlo) y no poder hacerlo por una obligación económica.

Respecto a la sexualidad, el mandato del rendimiento muchas veces sobrepasa al placer y al cuidado físico. Cuando lo masculino se basa en la penetración y el rendimiento sexual, la carga puede ser muy pesada para los hombres con el paso del tiempo. Las consecuencias de esto pueden ser la adicción a la conquista permanente para probarse a sí mismos que pueden lograrlo (arriesgando relaciones estables) o incluso una depresión silenciosa que conduce a un círculo vicioso de aislamiento y soledad que, a su vez, llevará a su mujer a sentirse igualmente sola, abandonada y, sobre todo, no necesitada (lo cual es lo peor que le puede pasar a una mujer).

Convengamos que para los hombres, el mandato sexual es muy fuerte y debe ser agotador cuando se siente como un imperativo. Tener una erección y mantenerla durante el mayor tiempo posible es una presión social e interna muy difícil de manejar, si no existe una buena comunicación con la pareja que logre llevar la sexualidad a otras dimensiones. De hecho, ésta fue una de las mayores preocupaciones de muchos de los hombres que participaron en la investigación y aquí se concentraban casi todos sus miedos, independientemente de sus edades. No por nada el mayor consumo de Viagra se da en jóvenes entre los treinta y los cuarenta años. La presión por probar su potencia al primer encuentro sexual es tan alta que para no fallar toman medicamentos sin confiar en sí mismos o en la dinámica de la relación.

Dice la gente sabia que cuando un hombre se logra liberar internamente de la presión y del mandato de ser un gran macho, es mejor amante. Esto porque disfruta tanto del proceso que el desempeño de su pene se vuelve un detalle dentro del contexto del gozo de todo el cuerpo. De esta manera será posible recuperar y reconocer el valor de la palabra y de las caricias como instrumentos de seducción.

Por eso es tan importante que un hombre no ubique el centro de su identidad solamente en el trabajo y la sexualidad, sino que entienda que la admiración y el reconocimiento, esos elementos externos que tanto necesita, los obtendrá por otros caminos relacionados con el cuidado de lo emocional; sólo de esta manera podrá desapegarse de los mandatos y empezar a disfrutar desde otra perspectiva.

La estructura masculina funciona en forma natural con base en objetivos y, por lo tanto, los hombres suelen sentirse satisfechos con lograr cosas, el camino en general no les interesa mucho. La gran tarea que tendrán entonces en la vida será cuidar lo que tienen para que el paso de los años no se les haga muy difícil. Un primer paso en esta dirección será aprender a decir lo que sienten, sobre todo a sus seres más queridos. También tendrán que prepararse para visualizar los detalles y los procesos afectivos, y no únicamente las metas. No sólo es importante adquirir una casa, es indispensable para su familia que él esté cotidianamente ahí, asumiendo y disfrutando cada uno de sus derechos y obligaciones. Un hombre que no haya aprendido estas cosas corre el alto riesgo de quedarse solo en la vejez (quizá por esto en las calles siempre hay más hombres vagabundos que mujeres, éstas casi no existen).

En resumidas cuentas, es muy probable que el hombre que nunca aprendió a conservar, cuando se vea enfrentado a momentos de vulnerabilidad, es decir, cuando esté desempleado, enfermo, pobre o viejo, no tenga a nadie a su alrededor, porque no supo cuidar su entorno afectivo por preocuparse sólo por sus metas. Como planteé en mi libro *¡Viva la diferencia!*, los hombres son eminentemente "desapegados", por lo que tienen mala memoria emocional, hablan menos y pueden dar vuelta a las páginas de la vida con mucha rapidez. Bajo este mismo principio se pueden haber olvidado de su mujer, de sus hijos, de pagar una pensión alimenticia, etcétera. Mi consejo es que tengan cuidado con eso, porque, llegada la vejez, todas esas decisiones pasarán la cuenta, con el riesgo de ser juzgados, mal valorados y de quedarse muy solos.

Por otra parte, los hombres que hayan aprendido a conservar y a cuidar los procesos afectivos llegarán a la vejez rodeados de cariño y de gente que los sabrá apoyar en las dificultades. Si este aprendizaje fue incorporado, ocurrirá también que esa predisposición natural de los hombres para enojarse (aquella que reforzaba su masculinidad) se convertirá en un nuevo recurso para entristecerse. Por eso es muy frecuente ver a abuelos llorar y emocionarse fácilmente a medida que pasan los años, mientras que las mujeres sufren el proceso inverso. Nosotras hemos sido educadas para entristecernos y nos aprendemos a enojar con los años. Debido a esto, los abuelos tienen cierto dejo de dulzura y algunas abuelas experimentan un mal genio o mal carácter.

Uno de los aspectos más positivos de la estructura masculina y del cual la femenina debería aprender, es su enorme capacidad de gozo, de divertirse con lo simple y de estar anclado en el presente, lo que les ayuda enormemente a complicarse menos la vida y a emplear el sentido del humor y el disfrute frente a cualquier circunstancia. Esto es un factor de salud mental que en los países con mayor dificultad para ser feliz (como el mío) puede ser interpretado como un signo de inmadurez, pero que es una herramienta que puede ayudar a resolver situaciones difíciles.

Uno de los elementos que generan mayor infelicidad entre los hombres es no poder encontrar solución a las cosas, no poder controlarlas y no cumplir las metas que se han propuesto. Es por esto que, en general, los hombres tienen tan mala predisposición y actitud frente a las enfermedades y a todo lo que se relacione con ellas: hospitales, médicos, remedios, inyecciones, etcétera; ya sean ellos los que lo viven o sus familiares cercanos. Éste es un escenario que les provoca enojo y frente al que se sienten impotentes; se enojan con quienes se enferman como si fueran culpables de ello. Lo mismo les pasa cuando alguien tiene una tristeza, ante la cual tienden a plantear soluciones, creyendo genuinamente que así ayudarán a que la tristeza pase. Sin embargo, eso produce el efecto contrario, porque de esta manera no los hacen sentir comprendidos y acogidos.

Un clásico ejemplo, expuesto por una mujer durante la investigación, es que ella llegó muy triste a la casa y él, al verle la cara (por lo visuales que son los hombres), le preguntó qué le había pasado. Ella le contó a medias que había discutido con su mamá y que eso la tenía apesadumbrada. Para intentar ayudarla, él aplica la técnica masculina de dar soluciones y le dice: "Gordita, tú sabes cómo es tu mamá, no tienes que hacerle caso". Esta frase detona un nuevo sentimiento en ella: siente que su mamá está siendo criticada, e instintivamente empieza a defenderla, y eso provoca una tremenda discusión que se centra en la madre y no en la tristeza que era lo importante. Lo que esa mujer en el fondo necesitaba era un abrazo, un vaso de jugo, que le lleven la cena a la cama, un baño de tina o cualquier cosa que la hiciera sentir comprendida por su marido, desde los afectos y no sólo desde lo racional. Lo mismo pasa con el llanto femenino: a los hombres les cuesta simplemente mimar sin decir nada y les enoja vernos así. Se sienten impotentes e inútiles, y en vez de abrazarnos, que es lo que necesitamos, se alejan y nos dejan solas, como quizá les gustaría a ellos que lo hiciéramos nosotras. Pero, aquí hay una contradicción porque cuando los hombres se sienten vulnerables, suelen ponerse muy mimosos y con una actitud casi infantil, marcada muchas veces por la exageración, la baja tolerancia al dolor y el mal humor, producto del enojo y el miedo que les da sentirse así.

Es muy importante entender algo que hemos ido descubriendo en mi Fundación CáncerVida, y es que muchas veces, cuando el cuerpo se enferma, el alma sigue sana y no tiene ninguna alteración; ésta se mantiene sana para reír, para amar, para dar lo mejor de sí, independientemente de lo que le pase al cuerpo. Esto nos indica que, aun en un estado complicado, como puede ser cualquier enfermedad,

existe un espacio de libertad que está determinado solamente por la actitud, y eso es algo que les cuesta entender y
aplicar mucho más a los hombres que a las mujeres, por las
razones que anteriormente di.

En resumen, para que un hombre no se resista a envejecer tiene que haber trabajado los paradigmas de su identidad: el trabajo y la sexualidad. Para lograrlo tiene que
entender el valor de la comunicación verbal y no verbal,
tiene que aprender a expresar sus sentimientos, sobre todo
con quienes más ama. Tiene que haber asimilado el valor
de los procesos y los detalles, disfrutando el logro de algunos de sus objetivos de vida y, finalmente, tiene que salirse
del mandato de la potencia y el rendimiento sexual. Debe
también asumirse vulnerable y dispuesto a pedir ayuda,
aceptando tanto su vulnerabilidad como la de los demás,
especialmente de los más cercanos. Debe mantener su capacidad de gozo y de estar anclado en el presente, e intentar
transmitírsela a sus seres queridos. Debe hacer el esfuerzo
de apoyar sin pensar que todo se trata de dar soluciones.

El caso de las mujeres es distinto; nosotras estamos di-
señadas desde lo biológico para conservar, y esto, a medida
que pasan los años, se va haciendo más patético y evidente. La retención de líquidos aumenta y todo el metabolismo
camina a paso de tortuga, indicándonos que hay que acele-
rarlo. Es en este punto cuando uno descubre que el ejercicio
y tomar mucha agua son hábitos que se deben incorporar a
nuestra vida para no irse nunca más, y si hubiéramos sido
conscientes de su importancia siendo jóvenes, la llegada de
esta etapa sería muy distinta y mucho más fácil. La conducta retentiva (como se menciona en la investigación de ¡Viva

la diferencia!) trasciende lo físico, por eso retenemos recuerdos y somos preguntonas, insistentes y reiterativas. Por lo tanto, es clave aprender a olvidar, ése es el gran aprendizaje que debemos incorporar las mujeres durante la vida. Dejar de hacer lo que nos hace mal y quedarnos con lo que nos hace bien puede ser clave para disfrutar el paso de los años y que no nos transformemos en señoras quejumbrosas y víctimas de lo que nos ha tocado vivir.

Otro de los grandes aprendizajes que debemos incorporar las mujeres y que anhelamos emocionalmente es entender que a nosotras nos tienen que querer por lo que somos y no por lo que hacemos; en otras palabras, debemos evitar sentirnos necesarias. Cuando una mujer construye su identidad con base en lo que hace, va por muy mal camino, ya que no podrá dejar de hacer cosas, incluso aquellas que no le gustan, porque le daría terror ser juzgada y, por ende, rechazada por esa mala valoración. Es común ver a mujeres que prefieren hacer cosas que odian, y quejarse la vida entera, pero no dejar de hacerlas para no recibir esa evaluación. Muchas veces esta actitud se sustenta en el miedo a que los hombres se acostumbren a hacer las cosas por sí solos y ya no las necesiten. Si las mujeres están centradas en lo que son, podrán soltar sin culpa, hacer las cosas sin quejarse (porque en algún momento así lo eligieron) y ver el paso de los años como una liberación para conectarse con lo que les gusta y lo que siempre han querido, pero no habían hecho debido a sus responsabilidades y al imperativo de sentirse necesarias.

Es por esto que el nido vacío les afecta tanto a muchas mujeres, porque sin los hijos se quedan con la sensación de estar desempleadas; el trabajo de cuidar a otros se les acabó y no saben qué hacer con su tiempo libre. De esta manera comprobamos que a las mujeres que han desarrollado proyectos personales a lo largo de su vida no les afecta por igual la partida de los hijos; seguramente en el camino aprendieron a soltar y a disfrutar del presente.

Aunque las mujeres disfrutan menos y suelen enojarse más con el paso de los años (como si fueran perdiendo la dulzura), también es cierto que pueden cambiar si han trabajado su mundo interior y valorado los procesos y detalles afectivos, que son característicos de la gran fortaleza femenina. Es por eso que casi en el cien por ciento de los casos la vejez femenina suele estar acompañada, por muchas o pocas personas, pero importantes para ella. Sus desafíos entonces serán aprender a pedir ayuda cuando la necesiten, decir que no cuando no deseen o no puedan hacer algo y, sobre todo, dejar de echarle la culpa al mundo entero de lo que les pasa, haciéndose cargo y siendo protagonistas de su vida y no sus víctimas.

En términos sociales y afectivos necesitan ser escuchadas y poder mostrarse vulnerables; de este modo surge la importancia de los grupos que son un buen lugar para socializar y recuperar esa capacidad de gozo a la que aludíamos (sobre todo si no tienen pareja), siempre y cuando esos grupos no se conviertan en instancias para hablar de enfermedades, médicos y de todos los seres conocidos que han muerto o están enfermos.

En relación con la sexualidad, aunque ésta no constituye nuestra identidad (como en el caso de los hombres) debemos hacernos cargo de ella desde el placer y no como una carga, que es como muchas mujeres la viven. Como afirmé en mi libro *Lecciones de seducción*, a lo largo de la vida las mujeres necesitamos revelar a la "prostituta" que llevamos dentro para reconciliarla con la mujer responsable, trabajadora y productiva que sacamos a la calle todos los días; sólo de esta manera podremos entender el paso de los años sin maximizar el tema del cuerpo como única fuente de erotismo y entenderemos que la conducta de gozo basada en el encanto es mucho más poderosa como arma de seducción que unos pechos firmes y un cuerpo sin nada de grasa. Por lo demás, no debemos olvidar nunca que lo que las mujeres consideramos atractivo y que juramos que lo es también para los hombres, no siempre es así; ellos opinan muy distinto. En la investigación surgieron muchos casos de hombres que contaban que habían salido de viaje y que durante su ausencia sus mujeres se habían operado la cara. La sensación de rechazo que ellas percibieron en sus maridos al volver fue muy difícil de sanar; literalmente lo que ellos sentían era que estaban con otras mujeres, y que ellos amaban a las anteriores.

Es importante mencionar que uno de los aspectos que las mujeres tenemos que trabajar durante la vida, para asumir el paso de los años con alegría y agradecimiento, es la disminución de la queja, no sólo porque a nosotras mismas nos hace mal mostrarnos siempre como insatisfechas, sino porque en el fondo la queja es simplemente un mal hábito que, cuando no se supera, deja en los demás una sensación de amargura y de poca realización. Por esto es fundamental entender que las mayores causas de infelicidad femenina son el mal manejo de los cambios personales, e intentar parecer felices sin hacerse cargo de las emociones. Ambas cosas generan mucha ansiedad, lo cual explica conductas femeninas típicamente ansiosas, como los problemas con la alimentación, el alcohol o comerse las uñas, entre otras.

Una forma de remediar esto es implementar tiempos para nosotras, hacer cosas con las manos para reducir la ansiedad y hacernos cargo de nuestras emociones para disfrutar de la vida plenamente. Esto se refuerza valorando lo que se tiene por encima de lo que nos falta y superando la costumbre de la queja. De acuerdo con muchos estudios, cerca del 53% de las de mujeres dicen estar poco satisfechas con sus vidas, por el contrario, un 63% de los hombres consideran positivamente sus experiencias de vida.

Si bien en Chile el 57.5% de los adultos mayores vive en pareja o tiene una pareja informal, es importante proyectar cómo será la vejez del futuro, dada la falta de pareja que impera hoy y que abre la posibilidad de enfrentar este periodo sin pareja ni hijos, lo cual configura un escenario absolutamente distinto para sobrellevar la vulnerabilidad de esa etapa. Será interesante estar viva para poder investigarlo.

En el caso de los viudos (24.6%) y los que viven solos por decisión propia (11.8%), la conducta parece ser distinta entre hombres y mujeres. Los hombres parecen tener mayor dificultad para aceptar la soledad y tienden a rehacer sus vidas afectivas con mucha mayor rapidez que las mujeres, para quienes es más común quedarse solas y dedicar su tiempo al trabajo, si lo tienen, a su casa, hijos y nietos.

Enfrentar esta etapa quedándonos solos, ya sea voluntaria o involuntariamente, requiere redefinir los tiempos, los amigos y la disposición para realizar actividades que llenen la cotidianidad, pero que a la vez respeten los momentos de soledad que se empiezan a agradecer algunas veces. Aquí es fundamental el tema de la sociabilidad, ya sea con amigos, vecinos o familiares. Hacer ejercicio, manejar tecnología (redes) y una buena alimentación parecen ser importantes para vivir este proceso.

El hecho de que las mujeres vivan mejor la soledad y la asuman con cierta nostalgia, pero con comodidad, se debe a la familia (un factor del que en un momento de la vida nos quejamos) y al control que ejercemos en nuestras casas, lo cual en situaciones de separación o duelo nos ayuda a seguir con una cotidianidad que los hombres, en su mayoría (porque siempre hay excepciones), no conocen ni manejan, y que constituye una prueba a la clásica definición de masculinidad. Eso que las mujeres vemos en algún momento como una carga, en otro se transforma en nuestro gran aliado. Mientras que los hombres, llegado el momento de enfrentar la soledad, quieren mantener la acción y el movimiento y por ende salen a conquistar, para seguir acompañados.

Las mujeres buscan sentirse más jóvenes para responder al mandato social de belleza y estar cerca de sus vínculos afectivos, aunque esto es sólo una tendencia que no se puede generalizar, sobre todo hoy cuando los hombres mayores también están preocupados por el físico y son mucho más afectivos que muchas mujeres.

Es un hecho que hay más mujeres que hombres (alrededor de ocho hombres por cada diez mujeres), proporción que aumenta después de los ochenta años (seis hombres por cada diez mujeres), por lo tanto es muy probable que las mujeres terminemos nuestras vidas solas o sin pareja. Lo relevante es que hombres y mujeres, por separado, aprendamos a vivir la vida con mayor libertad, goce y cuidando constantemente los afectos. Esto parece ser más importante que tener muchos recursos que de nada sirven si no hay con quien compartirlos y si no nos ayudan a remediar lo que nos pasa.

Son muchos los aprendizajes que debemos incorporar, mucha la tolerancia, paciencia y aceptación que debemos desarrollar, y, sobre todo, mucho sentido del humor para caminar por los años con una actitud de agradecimiento y alegría, independientemente de los dolores emocionales y físicos que nos toque enfrentar. Al igual que con el cuerpo, depende de cómo vivamos nuestros afectos, y de en qué invirtamos, tanto emocional como materialmente, cómo recibiremos el paso de los años.

Capítulo 5

La familia, fuente de cómo se vive la vejez

Escribir sobre la vejez y la familia es meterse en lo que los participantes del estudio llamaron "el núcleo de la investigación". Casi el 90% de ellos señaló que la manera en la que se enfrenta este proceso depende mucho de cómo la familia define esta etapa y si ayuda a vivirla o boicotea su desarrollo. En cualquier caso, esta concepción no tiene que ver con el hecho de que en la familia haya alguien de edad; en el fondo, tiene que ver con cómo dentro se entiende y se concibe el paso de los años en dicha familia, lo que determina cómo se enfrenta, se procesa y se observa de cerca y de lejos la experiencia del envejecimiento.

Sin duda, la familia (o su definición) ha ido evolucionando con el tiempo. Una familia puede ser descrita de muchas formas; algunas de sus definiciones son de carácter demográfico, otras vinculares y afectivas, y no pocas económicas y políticas, según el espacio que ocupen dentro de una sociedad. De este modo, podríamos aventurarnos a definir la familia como una unidad estable en la cual las relaciones entre generaciones se rigen por la costumbre y principalmente por los afectos, y donde los niños y los adultos mayores deberían tener garantizada la seguridad económica y afectiva a lo largo del tiempo. En esta unidad, los adultos mantienen el importante estatus de educadores, jefes de hogar y orientadores de las pautas familiares.

Ahora bien, en la evolución de esta unidad ocurren dos procesos opuestos cuando el adulto forma una pareja y a partir de ella tiene hijos. Uno de ellos es el llamado "nido vacío", que alude a aquella situación en la que se encuentran los padres cuando ya han criado a sus hijos y éstos se han ido de la casa. Dado este escenario, si no hay proyectos personales o de pareja, la sensación de "abandono" afectivo es enorme. Este sentimiento afecta en su mayoría a las mujeres, quienes han configurado su identidad a partir de sentirse necesarias por el cuidado que dan a otros.

El otro fenómeno se da cuando los adultos tienen hijos mayores viviendo en casa y no saben qué hacer para que éstos inicien su propio proceso de vida independiente. Esto lo vemos con más frecuencia hoy, en una generación a la que le acomoda experimentar los beneficios de los casados y los privilegios de los solteros, con padres absolutamente incapaces de poner límites y ejercer su derecho a vivir su adultez como mejor les parezca. Dicha circunstancia puede hacerse más aguda cuando la familia es monoparental y existe ese "contrato" implícito de no dejarse solos.

Para completar esta configuración familiar, antes, en varios países la familia se definía por su extensión, incluyendo siempre a los abuelos. Hoy, en cambio, la familia nuclear (que habita espacios más pequeños) separó a los adultos mayores del resto del grupo familiar, dejándolos vivir el paso de los años con más soledad y obligándolos a una mayor autonomía.

Un aspecto nuevo y cada vez más frecuente en estos tiempos en que la expectativa de vida ha aumentado notoriamente, es la presencia de bisabuelos en las familias. Desafortunadamente, esta nueva generación ha ido, por lo general, quedando un poco relegada entre pocos afectos cercanos y bajo el cuidado de personas ajenas al núcleo familiar. La presencia de bisabuelos irá, sin duda, aumentando, lo cual obligará a las familias y a toda la sociedad a hacerse cargo de este grupo que merece retribución por todo lo que hizo para que las generaciones actuales estén donde están.

Por otra parte, el aumento de las separaciones o divorcios y tener hijos fuera de una pareja estable, han ido cambiando el esquema, aumentando las llamadas familias extensas, que incluyen a tres generaciones (abuelos, padres e hijos). La configuración de familias nucleares incompletas (abuelos a cargo de nietos, tíos a cargo de sobrinos) ha comenzado a requerir la presencia de los mayores como fuente de ayuda en el cuidado y educación de los menores, mientras los adultos del grupo se dedican a generar recursos para mantener la estructura. Esto, desde algún lugar, determina que los adultos mayores se incorporen como colaboradores en la formación de los niños, resurgiendo así un nuevo rol familiar: el del "padre-abuelo" o la "madre-abuela". Este nuevo rol, que si bien es gratificante porque les hace sentir a los adultos mayores que son necesarios (lo cual es un gran predictor de longevidad), también requiere de grandes energías y de mucha voluntad para entrar, literalmente, en el universo de los niños y jóvenes, un mundo dominado por la tecnología y que los hará adaptarse a nuevas escalas de valores y culturales muy lejanas y distintas a las que ellos conocieron. Este panorama nos evidencia que cada vez es más importante en las familias el rol que cumplen los abuelos, tanto desde lo económico y funcional como desde lo afectivo. El que ellos vivan y disfruten de ese rol parece ser clave en cómo se enfrenta el envejecimiento.

Es importante mencionar algo que surgió durante el estudio, y es que los niños y los adolescentes no juzgan tan duramente a sus abuelos como a sus padres. Esto permite que ellos sean fuente de permanente información y sabiduría y que a través de ellos se conozcan las raíces familiares y se comparta la historia desde otra perspectiva y con una profundidad emocional diferente a la de los padres, que están centrados en la rapidez y eficacia de la educación. Hablar desde la experiencia, analizar las etapas de la vida y expresar errores y aciertos, sumados a la narración de determinadas anécdotas, forman parte de la mayor riqueza que los niños pueden adquirir.

Sin lugar a dudas, los abuelos ya no son los de antes. En la investigación, los participantes lograron diferenciar dos tipos de abuelos en relación con dos épocas distintas: unos son los llamados abuelos "de cuento" y los otros los abuelos "de centro comercial". Es indudable que entre estos dos tipos habrá miles de abuelos que mezclarán ambos estereotipos, pero éste es un buen dibujo para entender.

Los abuelos "de cuento" son los clásicos, los que cuentan historias, participan en las actividades escolares de los nietos, ayudan en la confección de disfraces, por ejemplo, y, en el caso de las abuelas, hacen gala de sus mejores recetas, estableciendo en las familias la experiencia de la comida como un acontecimiento histórico. En este cuadro es fundamental el aporte que hacen compartiendo sus orígenes y contándole a las generaciones más jóvenes sobre los antepasados y de cómo la historia presente se fundamenta en el pasado, para así entender la vida con un sentido de continuidad, paz y perdón que es importante en muchas vivencias personales. A este tipo de abuelos, por lo general, no le preocupa mucho el tema de la belleza; disfrutan de sus arrugas y de su cuerpo, y gozan trayendo al presente recuerdos y fotos; las abuelas suelen tener el hábito de tejer o de bordar, dándole valor a aquello que se hace con las manos y erradicando la tendencia de comprar si no es necesario. La experiencia de vida de este tipo de abuelos se ve, por supuesto, modificada si tienen o no pareja; las mujeres tienen mayor capacidad que los hombres para disfrutar de este rol en soledad, su deseo de sentirse necesarias se cumple con este tipo de funciones. A los hombres, por su parte, les cuesta más la soledad y, si no se han vuelto a casar luego de un divorcio o muerte de la pareja, será frecuente verlos instalarse en casa de alguno de sus hijos.

El mundo social de este tipo de abuelo está restringido a sus afectos más cercanos, ya que no tiene muchos amigos. En este esquema suelen ser importantes los vecinos; y los eventos en los que participa son más bien familiares que sociales e impersonales. Además, aunque le gusta verse bien, no suele gastar mucho, tenga o no los recursos para hacerlo. Si es que vive solo, da la sensación constante de querer que alguien vaya a verlo y suele acostumbrarse a las visitas transitorias en las que siempre termina por despedirse con cierta actitud pasiva.

El abuelo "de centro comercial", por otra parte, es eminentemente vital y activo. Habitualmente participa en juntas de vecinos o asociaciones que le permitan estar acompañado pero, sobre todo, entretenido. Suele tener más recursos económicos. Muchos o casi todos estos abuelos hacen deporte, invierten en verse bien y afirman tener siempre poco tiempo, lo que hace que sus relaciones familiares no sean tan profundas ni "románticas" como las de los abuelos "de cuento". Sus funciones, por ejemplo, son dejar o recoger a los nietos en horarios dentro de la jornada laboral de los padres, jugar activamente con ellos, llevarlos de compras o a pasear, cuidarlos cuando sus padres quieren salir solos o por razones laborales no pueden estar con ellos. Una característica propia de estos abuelos es que no quieren ser llamados abuelos, piden ser llamados por sus nombres para así no sentirse viejos o anticuados.

Aunque también cumplen su función de evocar ciertos recuerdos y anécdotas, los tiempos y el ritmo son más acelerados para ellos y, de alguna manera, menos profundos, porque las relaciones son vistas de una manera más efectiva y práctica. Tienen más vida social fuera del ámbito familiar y si tienen recursos, por ejemplo, conducirán sus vehículos hasta muy avanzada edad, haciendo gala de su autonomía y goce por la vida. Si estos abuelos están en pareja tienden a viajar, ya sea por su cuenta o en grupo, y a participar de las actividades que el gobierno o instituciones privadas generan para ellos. Por lo general, no hacen cosas dentro de la casa y, a diferencia de aquellas abuelas que cocinaban, este tipo de abuelos solucionan el asunto del alimento saliéndose del contexto emocional, comprando comida ya preparada (perfecta en muchos casos), pero que no genera recuerdos emocionales en los demás. Lo que se recuerda es lo imperfecto, lo hecho con cariño y no aquellas cosas inmaculadas. Un clásico ejemplo de esto es lo que ocurre con los pasteles de cumpleaños. Éstos antes se hacían siempre en casa y quedaban chuecos y medio desbaratados. La preparación involucraba a toda la familia e iniciaba varios días antes del evento. Si se hacía un pastel de dulce de leche, éste se colocaba caliente para que el pan no se rompiera, lo cual hacía que las bolitas de colores que se usaban para decorar se derritieran al segundo o tercer día. ¡Cómo olvidar esas bolitas que originalmente se destinaban a decorar los pasteles de bodas y que uno chupaba un ratito hasta que se les iba el azúcar y que luego tiraba por lo malas y duras que eran! Cómo olvidar también la pelea por la última cucharada que quedaba del merengue italiano en la que participaba toda la familia y con bastante buen humor. Sin duda, a muchos de los que están leyendo este libro (a los de mi generación o la anterior) les he hecho recordar imágenes de su infancia, imágenes que los niños de hoy no tienen porque ahora todo se resuelve sin tomar en cuenta los vínculos familiares.

No existen predilecciones respecto a estos dos modelos de abuelos; no hay uno mejor que otro, lo importante es resaltar que hoy ambos coexisten en nuestra sociedad y que ambos deben tener su espacio y reconocimiento sin que ninguno descalifique al otro, porque lo que está pasando es que "los del centro comercial" se asumen mejores que

"los de cuento", dado que van más al ritmo de la modernidad sin agradecer y considerar el aporte que estos últimos
hacen, quizá más en silencio y sin tanta visibilidad.

No obstante, un tema importante que une a estas
dos categorías de adultos mayores es la preocupación por
aprender a usar la tecnología. Si bien a los abuelos "de
cuento" les interesa menos y les asusta más, es frecuente
que quieran tener una computadora en su casa para estar
conectados, ya que así vivirán con mayor intensidad la sensación de estar acompañados y, además, actualizados. Para
los abuelos "de centro comercial" esto es un imperativo,
quieren y necesitan estar siempre conectados para sentirse
vigentes. A esto se le suma la presencia de los celulares, que
sin duda modificaron las comunicaciones y que, para ellos,
son una forma de sentirse seguros frente a cualquier riesgo o imprevisto que trae consigo la fragilidad de los años.

Aprender a manejar la tecnología no es fácil y a los adultos mayores les genera, si bien mucha curiosidad y entusiasmo, también mucho estrés, ya que su modo y lenguaje
difieren considerablemente de la forma de comunicación
con la que ellos se educaron, desafiándolos todo el tiempo a mantenerse al día, lo cual a muchos les cansa y a otros
cuantos los hace renunciar. Recuerdo la historia de una
abuela que vivía sola y que había aprendido a chatear en
su computadora; un día logró conectarse con su nieta adolescente, quien automáticamente comenzó a escribirle en
el lenguaje chat, en el que las palabras se abrevian y existen
símbolos. De este modo, frente a la incógnita que le produ-
cía un "bn" o un "xq", esta maravillosa mujer decidió darle una lección a su nieta; en vez de hacerlo explícitamente

comenzó a escribirle en francés, que era su lengua materna. Desconcertada con este idioma, y con la clásica poca tolerancia de los adolescentes, la chica la increpó y le reclamó diciendo que no le entendía nada, a lo que la abuela respondió humildemente que ella tampoco. La adolescente captó de inmediato que tenían que buscar un lenguaje que comprendieran ambas y ése era el español correctamente escrito. De esta manera, no sólo generaron un acuerdo, sino que con este acto la abuela le enseñó mucho sobre la generosidad y la empatía, valores tan escasos hoy entre los jóvenes.

Evidentemente resulta un gran esfuerzo para los adultos de mi generación (y las anteriores) entender y participar de los avances que la modernidad ha traído, lo cual, como dijimos, si bien genera mucho estrés también es un desafío seductor que nos permite sentirnos vigentes y al día. La tecnología se ha convertido en muchos casos en una gran compañera de la vejez y en una forma de facilitar y promover el envejecimiento activo. En cualquier caso, todos estos esfuerzos no siempre son reconocidos por el resto de la familia, la cual muchas veces tiene que ver con que te hagan sentir viejo, en el mal sentido de la palabra. Esto se manifiesta en cuidados extremos dedicados a la persona mayor que pueden llegar a invalidar su creatividad, su capacidad de autonomía, su necesaria conducta de gozo y libertad, propios de cualquier etapa de la vida.

En la forma en que los núcleos familiares acogen a sus abuelos y la manera en que una sociedad incorpora a los adultos mayores a las fuentes laborales y afectivas, se puede descifrar cómo dicha sociedad concibe la vejez. Cuando

en una familia se cataloga a alguien de viejo refleja cómo
la sociedad en general se enfrenta al tema. Llama mucho la
atención, por ejemplo, que la familia de muchos adultos
que se han quedado solos (ya sea por viudez o separación)
sea la que define si estas personas están o no en edad de
volver a amar y formar pareja. Durante la investigación fue
fuerte escuchar frases como: "A esta edad, papá, ¿cómo vas
a salir con alguien?" o "Esa persona es una interesada", en
cuyo fondo siempre estaba latente la idea de que es poco
creíble que alguien se vaya a sentir atraído por una persona
mayor y que las únicas razones ocultas para tal atracción
son la búsqueda de algún beneficio. Pareciera que el amor
es un privilegio de los jóvenes, producto del éxito que tienen, y que para muchos grupos sociales tiene fecha de vencimiento y un límite para ser expresado. ¡Qué lamentable!

Otro tema que me llamó la atención en el contexto de
la investigación es que hay una sensación en el inconsciente
colectivo que alerta sobre cualquier cosa poco común que un
adulto mayor quiera hacer, como por ejemplo correr una
maratón, enamorarse, abrir una empresa a los setenta años
y tantas otras cosas que despiertan el terror de una demencia senil que lleva a frenar estos proyectos a la brevedad.
Hay un sinnúmero de miedos asociados a las iniciativas tomadas a partir de cierta edad, sobre todo cuando se dan en
el contexto de la soledad y no en pareja. Esta tensión suele
aumentar mucho más cuando el adulto cuenta con deter-
minados recursos económicos y la familia piensa que con
esas iniciativas pudiera ponerse en riesgo el "patrimonio de
todos". Ahora bien, estos miedos también salen a la luz con
iniciativas menores, tales como meterse a un grupo para

aprender a usar la tecnología, viajar con otros adultos mayores, tomar clases de baile, etcétera. Todo puede resultar una amenaza para esa familia que literalmente interpreta que asumir semejantes riesgos es algo desubicado.

Por otro lado, se aprecian familias que estimulan y motivan todo tipo de situaciones en las que los abuelos se encuentren entretenidos y exploren nuevos talentos. De más está decir que son estos grupos sociales los protagonistas de un proceso de envejecimiento positivo (hoy llamado envejecimiento activo), que consiste en desarrollar la capacidad de envejecer sin enfermedades asociadas, con una salud física y mental adecuada y productiva, y con una autonomía que les permita desenvolverse de manera independiente en sus tareas cotidianas. Resulta fundamental para este tipo de envejecimiento el desarrollo de una actitud positiva frente a cada hecho vivido.

Este envejecimiento activo se contrapone a una sociedad centrada en la producción, la cual tiende a eliminar a los mayores de sus circuitos. Quiero resaltar que esta manera de entender nuestra sociedad sólo desde criterios económicos deja de lado una producción emocional o histórica que a la larga es tanto o más importante que la generación de recursos y para la cual los adultos son fundamentales.

En muchos países, sobre todo en los más productivos, no existe la conciencia de cuidar a los mayores y mucho menos de hacerse cargo de ellos dentro de las mismas familias. Esto implica, en muchos casos, su traslado a asilos (de mayor o menor confort dependiendo de la situación económica) y su paulatina segregación a espacios generalmente privados de estimulación y alegría. Está probado que esta segregación muchas veces viene acompañada de diversos tipos de abuso que van desde lo físico hasta lo material y económico, pasando por lo psicológico. Esta segregación produce muchas veces trastornos de personalidad por el aislamiento de la familia y de la sociedad y provoca sentimientos de soledad que tienen consecuencias afectivas y emocionales, con repercusiones físicas en muy corto tiempo. Lamentablemente, en los países donde la desigualdad es enorme y el egoísmo y la pobreza rigen muchos vínculos, es frecuente ver a muchos mayores literalmente abandonados en asilos o al cuidado de organizaciones religiosas o de beneficencia donde ellos pasan gran parte del tiempo (como pude comprobarlo en el estudio) en la angustiosa espera de ser visitados por sus seres queridos.

Claramente no estoy hablando aquí de aquellos asilos para adultos mayores con buenos estándares de cuidado y entretenimiento que forman parte de un nuevo sistema para envejecer acompañado, cuando todavía hay vitalidad y una salud plena o cuando no se quiere o no se puede contratar personal que cuide a los mayores que se han quedado solos. Esta decisión de instalarlos ahí, muchas veces se toma desde la imposibilidad de llevarlos a vivir a las casas de los hijos o de la expresión libre y soberana de no querer ser una "carga" para nadie, circunstancia por la cual los mismos adultos mayores prefieren partir a lugares donde se sientan seguros, bajo cuidados médicos, acompañados cuando así lo desean y siendo partícipes de muchas actividades que los entretengan, como por ejemplo el cine, que hay dentro de muchos de estos lugares, llamados generalmente *senior suites*, que son de alto costo y muy solicitados, aunque también implican un desarraigo de la rutina y de muchas de las pertenencias y vínculos cercanos.

Independiente de cómo la familia vea o defina la vejez y decida qué hacer con sus adultos mayores, también es cierta aquella frase de que uno envejece según como ha vivido, la cual adquiere mucho sentido a la hora de entender el ciclo de la vida. Al final parece ser un paradigma cierto el que uno recibe lo que ha dado en la vida y, por lo tanto, el proceso de envejecimiento en realidad comienza desde la plena juventud, idea que se ha repetido casi descaradamente en todo el libro. Si a lo largo de la vida uno ha invertido en el cuidado de los vínculos familiares y logra tener una estructura sana que agradece lo bueno y aprende de lo malo, tendría altas probabilidades de concebir el paso de los años de manera más positiva, incentivando la creación de nuevos proyectos, los riesgos positivos y, sobre todo, el entendimiento profundo del paso de los años que valore la sabiduría y respete a todos aquellos que han tenido el privilegio de cumplir años.

Un aspecto que pareció ser importante para la gente que participó en la investigación, en relación con las familias, era la capacidad que éstas tienen para hablar de la vejez con seriedad y profundidad, y no como pasa con muchos temas de gran importancia social (como podrían ser la muerte y la homosexualidad, entre otros) que sólo se comentan en el contexto del chiste y la ironía. De este modo surgían ejemplos como la burla por el uso de lentes o de la tarjeta de descuento en las farmacias o en el cine, o la broma que genera el uso de determinada ropa que ya no es adecuada para cierta edad. Esto no quiere decir que no haya que tomarse la vida, y particularmente el paso de los años, con humor; el primero en reírse de sí mismo debe ser el propio adulto para que así todos se puedan reír con él y no de él. El humor fue un indicador muy popular a la hora de establecer los parámetros más relevantes en la forma en que se percibe la vejez dentro de la familia.

En este sentido adquiere gran importancia cómo la familia celebra los cumpleaños y, sobre todo, si en ésta la edad es algo que deba ocultarse y a partir de cuándo. El que se dejen de celebrar los aniversarios, que no se pongan velas en los pasteles de cumpleaños y que no se diga la edad que se tiene (o que se sienta como una falta de respeto preguntarle la edad a las mujeres, costumbre estúpida de la cual se han contagiado últimamente los hombres) es un predictor, de acuerdo con el estudio, de cómo se enfrentarán dentro del núcleo familiar otros temas vinculados al paso de los años.

La visión que tenga la familia para abordar la vejez no es distinta a la perspectiva con la que enfrentará otros temas propios de su desarrollo. Así, será necesario evaluar cómo hace frente al tema de la alimentación, la muerte, la sexualidad, los riesgos, los sueños, entre otros, y a partir de esto será fácil deducir cómo se tratarán los temas relacionados con el envejecimiento. La relación entre los hermanos, la de los abuelos con los yernos o nueras, con los amigos, vecinos y con el resto de la sociedad en general son un indicador importante de cómo y a partir de dónde se establecerán los vínculos durante todo el ciclo vital de una familia, independientemente de si hay mayores en ella o no.

Con todas las transformaciones sociales que ha experimentado la familia, más los cambios que sufre cada persona con el paso de los años, hay muchos eventos en los que los adultos mayores se han vuelto fundamentales. Uno de ellos es lo que hoy se denomina "familia en transición" y que alude a aquella familia que, debido a la muerte o la separación, queda en calidad de monoparental y, por lo mismo, necesita de la ayuda de terceros para compartir las funciones y responsabilidades familiares. Como se dijo anteriormente, este rol suelen asumirlo los abuelos, quienes además cumplen la función de cuidadores y formadores de los nietos. Esta situación tiende a complicarse cuando esa familia en transición supera dicha etapa y se consolida una nueva pareja, instalándose la duda sobre qué hacer con ese adulto que fue de tanta utilidad en una época, pero que aparentemente ya dejó de cumplir su función. Muchas veces la respuesta a esta pregunta no toma en cuenta el fuerte vínculo que se ha generado entre los adultos mayores y los niños ni considera que éstos, muchas veces, se sienten más cercanos a sus abuelos que a los propios padres.

Otro fenómeno que fue mencionado en relación con los vínculos familiares ocurre cuando el adulto decide vivir solo. La gran ventaja de esta opción es la autonomía y la libertad que esa persona experimentará en su madurez junto con la maravillosa sensación de apropiación de sus cosas y de su hogar, el cual, generalmente, es el mismo por muchos años. Muchos de ellos tienen, eso sí, un gran problema, y es que a veces caen en la dinámica de esperar una llamada o una visita. Si ese adulto no tiene actividades o sueños propios que cumplir, probablemente quedará a expensas de sus vínculos y de cuánta conciencia tengan éstos de visitarlo, acompañarlo e invitarlo a compartir lo que le queda de vida con alegría y buena salud. Evidentemente esto entra en crisis cuanto mayor sea esa persona y menos posibilidades tenga de funcionar de forma independiente, ya sea por razones físicas o mentales; en estas ocasiones habrá que decidir (muchas veces en contra de su voluntad) cuáles son las mejores condiciones de vida para esta persona.

Continuando con los modelos de adulto mayor que hoy encontramos en nuestra sociedad, no podemos dejar fuera al abuelo "maleta" o el abuelo "golondrina". Según un artículo colombiano, es aquel abuelo que sin importar si tiene o no su propio hogar, circula por diferentes casas, lo cual tiene como ventaja la compañía permanente y la variedad de experiencias, junto con el ejercicio de libertad que supone poder retirarse de cualquier situación incómoda o de la cual no quiera participar. Entre las más grandes desventajas de esta figura se cuentan la falta de pertenencia y un vínculo más frágil con el entorno que, a medida que aumentan los años, puede ser perjudicial para el sustrato emocional de esa persona. Es común que muchos de ellos tengan la sensación de que cada vez que se trasladan, irrumpen, molestan e intervienen en la rutina de esa familia, a veces, por ejemplo, haciendo que los niños cambien de habitación, lo que les genera cierta culpa e incomodidad.

Para cerrar, quiero rescatar algo que me expresó un ecuatoriano muy sabio en el contexto de la investigación; él me decía que la edad madura es aquélla en la que todavía se es joven, pero implica hacer más esfuerzo, concepto en el cual la familia parece tener un rol clave. No importa cuál sea la estructura que cada familia tenga, lo importante es cómo defina y viva las diferentes etapas de la vida y cuál sea su capacidad para desarrollar las habilidades útiles para enfrentar adecuadamente el paso del tiempo. El universo de cada familia y cómo se viva dentro de ella la entrega afectiva, se sanen las heridas, se hablen y enfrenten los temas complicados es un asunto inagotable que determinará la calidad de vida de un adulto mayor. La capacidad para amar, para agradecer y para valorar lo que el adulto dio dependerá de los otros, pero será su responsabilidad haber sembrado estas semillas en su entorno afectivo, a lo largo de su vida, para ser merecedor del fruto cuando llegue a la edad madura.

Capítulo 6

Vejez y soledad: a veces una opción

Los adultos mayores sin hijos o que no habían formado familias constituyeron un grupo menor en la presente investigación, pero de igual modo los quiero incluir en este libro. Una de las razones para hacerlo es que este grupo puede ser mayoría en el futuro, ya sea por razones económicas o por los horrendos ejemplos que los adultos de hoy les damos a los jóvenes, que nos ven siempre de mal humor, quejándonos y poco contentos con lo que hacemos y como vivimos.

Sea cual sea el motivo, cada vez habrá más adultos solos (quizás acompañados de mascotas que servirán de reemplazo de muchos afectos), y creo que como familiares de estas personas y como sociedad debemos estar preparados para dar respuesta a las necesidades que estos adultos tendrán en poco tiempo.

La otra razón para mencionarlos es que dentro de este grupo hay quienes no supieron, no quisieron o no pudieron cuidar sus afectos a lo largo de su vida y que, por ende, enfrentan el paso de los años sin familiares o vínculos cercanos que les brinden apoyo en momentos de fragilidad. Algunos de ellos están abandonados en asilos, otros viven como ermitaños, alejados de los grupos sociales, y otros transitan por la vida esperando la oportunidad para poder reparar aquellos vínculos que en su momento no supieron cuidar.

No importa cuál sea la razón para llegar a la vejez en soledad, lo realmente importante es que hay que pensar y planificar mientras se es joven. Éste es el momento para evaluar los pros y los contras; y durante la niñez se debe inculcar el valor del tiempo y de los vínculos para que si envejecemos solos sea realmente por una decisión propia y consciente. Lo que no debe ocurrir es que la vejez nos tome desprevenidos y sin haber valorado el presente; que de repente nos encontremos solos, sin darnos cuenta y sin haberlo querido.

Elegir la soledad como compañera de viaje es inevitable, nacimos solos y moriremos solos, pero transitar la vida en soledad no es algo deseable para nadie. Se puede decidir libremente no casarse o no formar pareja, también se puede decidir no tener hijos, lo cual es muy sano, si se trata de decisiones tomadas a conciencia. De cualquier manera, aun habiendo tomado estas resoluciones, no se puede decidir vivir sin afectos, y esto es algo que me impresionó en algunas personas participantes en la investigación, quienes a lo largo de su vida sólo establecieron relaciones prácticas sin cuidar ninguno de sus afectos primarios ni secundarios y al momento de enfrentar la soledad ésta se les hizo insoportable. En cualquier caso, el hecho de vivir solo no condiciona la posibilidad de generar vínculos con otros; hay muchas actividades sociales en las que pueden participar los adultos mayores, como son los grupos deportivos o de recreación, que les permiten mantenerse en contacto con otra gente y desarrollar lazos de amistad, afecto y compañía.

Como comentamos en capítulos anteriores, vivimos en una sociedad que nos enseña desde muy pequeños a cuidar nuestros trabajos, generándonos gran temor a perderlos, suponiendo que si los perdemos se nos va en ello toda nuestra vida y nuestra estabilidad. Nadie niega que el trabajo sea fundamental en la estabilidad de cualquier persona; pero creo que así como se nos educa para cuidar nuestros trabajos, también se nos debería educar en el cuidado de nuestras emociones y afectos. Ahí está la gran herida de nuestras sociedades, no sólo en el desempleo o la jubilación, sino en esa soledad no elegida, producto de no haber cuidado los amores que pasan por nuestra vida.

En muchas de las historias que me motivaron a escribir este capítulo, los protagonistas jamás pensaron en la posibilidad de llegar a viejos. Vivieron sin cuidar sus afectos, centrando sus prioridades en el trabajo, pensando en sí mismos y, en el caso de algunas personas con algunas alteraciones, consumiendo alcohol o drogas, o desperdiciando su vida en los placeres que genera el dinero fácil, con la consecuente pérdida de libertad, afecto y admiración del resto.

En la actualidad, la distribución de los espacios también facilita enormemente vivir solos, lo cual no siempre significa vivir en soledad. Viviendo solos podemos desarrollar un sinfín de actividades que nos permitan conectarnos con la gente desde distintos ángulos y profundidades. Existen, por ejemplo, los sobrinos o ahijados, quienes muchas veces reemplazan a los hijos en términos afectivos y a través de los cuales se puede también realizar la vocación de maternidad o paternidad no elegida o no realizada a lo largo de la vida.

Lo que sin duda ayuda y provoca la sensación de estar acompañado hoy por hoy es el uso de la tecnología. Digo "la sensación" porque en realidad y a fin de cuentas es sólo eso, una sensación, pero que tiene la gran ventaja de hacer que el tiempo pase rápido y de generar la impresión de que no estamos solos. Los chats, por ejemplo, les permiten a los adultos mayores comunicarse, preguntar y conversar, y el internet les ayuda a mantenerse informados y solucionar problemas a muy bajo costo, factor importante en esta etapa en la cual los ingresos y recursos suelen disminuir. A pesar de que esta herramienta ha servido para conectar, entretener y aliviar la sensación de soledad de muchos adultos mayores, es importante entender que si bien la tecnología ayuda a acercar a quienes están lejos, tiene el gran problema de alejar a quienes están cerca, detalle que hay que considerar para poder regularla y dar prioridad a los vínculos más importantes.

No es el objetivo de este libro describir patologías asociadas a la vejez (para eso hay infinidad de lecturas interesantes que abordan el tema), pero sí es importante mencionar que muchas de las personas que participaron en el estudio y que habían llegado a la edad madura en soledad sin haberlo elegido presentaban ciertas características de personalidad, posibles de prevenir en la juventud. Todos: niños, jóvenes y adultos, debemos aprender a vivir en soledad, pero en un contexto de madurez y sensatez que nos permita entender y aceptar sus consecuencias, sus ventajas y desventajas.

Considero que, como sociedad, debemos preguntarnos cómo estamos educando a las nuevas generaciones, porque los jóvenes de hoy en día sólo piensan en producir, tienen serios problemas con el compromiso y viven en un mundo centrado en la búsqueda de la belleza y el placer, donde lo económico y lo material resultan tan importantes, todo esto bajo el hipócrita disfraz de que ésa es la manera de prepararse óptimamente para la vejez. Deberíamos preguntarnos qué pasa con esa generación que prefiere entrar a un *reality* que estudiar, porque eso es más largo y menos rentable; quizás en estas ideas se origina la obsesión por no querer envejecer y tratar de parecer más jóvenes, aunque eso sea sólo una gran mentira que terminamos creyendo. De alguna manera deberíamos transmitirles a los jóvenes el mensaje de que el paso del tiempo es inexorable, que la sensación de que éste pasa cada vez más rápido aumenta y que si no se preparan afectivamente para la llegada de la madurez, ésta los va a sorprender en la más absoluta soledad aunque estén acompañados. Personalmente, creo que no hay condiciones sociales que nos eduquen en este sentido, lo cual es algo muy peligroso.

No puedo terminar este pequeño capítulo sin mencionar que, en mi opinión y después de haber escuchado a muchas personas, en algunos años la vejez y la soledad serán un problema social que resolver. Siempre será mejor cultivar afectos durante todo el ciclo vital y prepararse emocionalmente para los tiempos de fragilidad. Al escuchar a la gente que se encontraba sola se experimentaba una sensación enorme de tristeza y mucho de arrepentimiento al recapitular su vida y sentir que no habían hecho bien las cosas en lo emocional. Muchos de ellos repetían frases como: "Si yo hubiera pensado en que alguna vez ser viejo...", "Si hubiera pedido perdón y hubiera sido menos soberbio o menos egoísta, ahora no estaría tan solo". Distinto era para los que libremente no formaron pareja o no tuvieron hijos, pero que depositaron sus afectos en su familia extensa y en vínculos secundarios de manera profunda y alegre, sin la antigua amargura de los llamados "solterones" que, gracias a Dios, hoy están en extinción, porque el significado de esa palabra implicaba ausencia total de disfrute, lo que hoy, afortunadamente, es visto de otra manera.

No importa cómo, pero deberíamos terminar nuestros días acompañados y no solos. Da lo mismo si se vive solo, con la familia o en un asilo, mientras esto sea una elección y no el efecto de una segregación. Aprender a vivir solos y a ser autónomos no es sinónimo de vivir en soledad. Vivir solos puede implicar compartir y dar amor, ser generosos y recibir lo mismo de vuelta. Vivir solos requiere valorar y disfrutar los espacios de independencia que en algún momento de la vida fueron elegidos de manera libre y consciente. Vivir en soledad, en cambio, significa pagar el costo de no haber cuidado los afectos y recibir los dividendos de esa mala inversión.

Capítulo 7

El trabajo, ¿fuente de identidad?

Quiero que me permitan soñar con un mundo evoluciona-
do y utópico. Un mundo donde desde pequeños nos educa-
ran en la autocrítica y donde todo fuera regido por aspectos
internos, donde nadie se aprovechara de nada y tomára-
mos decisiones regidas por el absoluto autoconocimiento y
la sabiduría interior. En este mundo los niños serían capaces de autoevaluarse antes de ser calificados con una nota
y hablarían con la verdad a la hora de decir si estudiaron o
no, sin intentar sacar provecho. En este mundo habría una
moral autónoma que nos haría evaluar las conductas a partir de las intenciones y no de las consecuencias (dinámica
que actualmente funciona bajo la lógica de actuar correctamente por temor a la sanción). En este mundo la gente
estaría educada desde muy pequeña para escuchar el cuerpo y el alma de manera permanente, podría decir lo que
siente y, además, actuar en consecuencia; sería capaz, por
ejemplo, de reconocer cuando está cansada y descansar de
forma eficiente y gratificante. Los habitantes de este mundo podrían también reconocer en sí mismos la tristeza, el
enojo, el miedo y la alegría; la angustia sería escasa y, en

caso de aparecer, también la reconocerían y podrían hablar sobre ella y ahí actuar en consecuencia.

En este mundo prevalecería la confianza y el criterio sociológico de que el hombre es bueno en sí mismo; el valor de la palabra recuperaría su sitio y su poder, y sólo bastaría con hablar para ser creíble y confiable; el objetivo de la gente sería ser congruente y noble, desplazando a la astucia como forma "inteligente" de relacionarse.

Nuestra motivación no sería el dinero ni lo material, sino hacer bien las cosas, disfrutando de los afectos y de las cosas simples de la vida. Los logros obtenidos serían bien vistos y objeto de felicitación, ya que como sería un mundo basado en la confianza, se desprendería que aquello fue conseguido por un buen trabajo o por la constancia y el esfuerzo de los años. Un mundo donde la bondad no fuera estupidez y donde dar lo mejor no fuera considerado como algo "nerd".

En ese mundo la gente reiría de buena gana, sería capaz de agradecer por lo que le ocurre y tendría todo el permiso para cansarse, estar triste y llorar, sin tener que recurrir a medicamentos que adormecen las emociones. Podría además expresar cuándo tiene miedo y pedir ayuda para ser comprendido. El enojo no sería la expresión predominante y sería exteriorizada sin descalificar a nadie.

Los más adinerados tendrían la obligación de abrir por lo menos una empresa que rompiera con la desigualdad, repartiendo los ingresos en forma generosa para evitar el descontento social que genera esa falta de solidaridad. La educación y la salud estarían centradas en la gente y se invertiría en ellas, más que recursos, humanidad y empatía por los que sufren. En este contexto, todos sentiríamos que estamos dando lo mejor de nosotros y, por ende, todos, absolutamente todos, estaríamos mejor.

El Estado debería cuidarnos y protegernos pero, sobre todo, estar atento a las necesidades cambiantes, respetando la libertad y las diferencias individuales. Los juegos de poder no existirían y serían reemplazados por la vocación de servicio. Los derechos serían equivalentes a los deberes.

Un mundo donde uno agradezca despertar y no sufra por ello, donde nos saludáramos y nos reconociéramos por el nombre y no sólo por lo que hacemos. Un mundo donde todos, sin excepción, nos sintiéramos importantes y reconocidos en el lugar en el que estemos. Un mundo donde nunca más se piense que quien recibe una remuneración por su trabajo es útil a la sociedad porque es productivo y los que hacen cosas, sin obtener nada a cambio, fueran vistos como tontos o con cierto dejo de desconfianza.

Un mundo donde fuera muy agradable trabajar y los empleos fueran dignos, reconfortantes y con mucha movilidad; un mundo en el que se pudiera llegar a donde uno quiera mediante el mérito, y la palabra responsabilidad no tuviera tan mala fama; un mundo donde todos amáramos lo que hacemos, y si no es así, que al menos agradeciéramos el hecho de contar con un trabajo; un mundo donde hiciéramos esfuerzos para apreciar lo que hacemos o trabajáramos la vida entera para lograr algo que nos apasione. Un mundo donde las vocaciones fueran el reflejo de los talentos y donde pensáramos en dejar huellas más que en tener los recursos necesarios para comprar más cosas y alcanzar un mejor estatus social. En fin, déjenme pensar en un mundo donde el trabajo (y hacer todo lo posible por conservarlo) no sea el único motivo para decir que a uno le ha ido bien en la vida. Un mundo donde no haya discriminación, donde la libertad esté basada en el respeto por el otro y donde todos tengamos un lugar. Un mundo que reconozca a los indígenas y a todas las mal llamadas "minorías" (siempre he pensado que ese término esconde desigualdad, discriminación, mucho egoísmo y omnipotencia), y donde cada uno tenga espacio para crear, comunicar y hacer lo que quiera, cuidando y respetando el medio ambiente, contribuyendo para tener un planeta donde sea grato y sano vivir.

Un mundo donde los adultos mayores sean valorados y reconocidos y, por lo tanto, apoyados si desean dejar de trabajar para dedicar su vida al descanso y a cosechar lo sembrado a lo largo de ella. Un mundo donde los niños fueran educados respecto a temas como el amor y la responsabilidad para que la libertad sea bien ejercida.

Este delirio maravilloso no hay que mirarlo sólo como un signo de extrema ingenuidad, ya que hay mucha gente que trabaja todos los días para que muchas de esas utopías sean reales; lo terrible es que esos granos de arena se hacen invisibles frente al tremendo poder que tienen el éxito y la desconfianza, como grandes ejes que mueven a la sociedad. Hay una enorme cantidad de personas (muchas de las cuales tuve la fortuna de conocer en el marco de mi investigación) que dan su vida por estos ideales, y son ellas quienes me hicieron pensar que si este mundo de ensueño fuera real, el concepto de jubilación no tendría sentido.

Evidentemente no vivimos en un mundo así, y aunque muchos trabajen por ello, lo que se percibe y se concluye es que predomina la suspicacia y la desconfianza, que estamos educados para pensar bajo criterios externos, desde donde se conciben y se deciden las realidades. El mundo real es aquél donde la astucia le gana a la rectitud y donde no hemos aprendido a escuchar claves internas ni afectivas, medicándonos en exceso para dormirlas y trabajando mucho para comprar cosas que, según la ilusión vendida, nos brindarán prosperidad y protección en los años difíciles.

Bajo esta perspectiva es congruente que el Estado, sin ni siquiera preguntarme cómo me llamo, me exija salir del mundo laboral y me diga que mi edad productiva ya pasó, que no tengo nada más que aportar y que sería "muy bueno" que me fuera a descansar. Además de disfrazar este imperativo de un halo de premio por los muchos años de esfuerzo, se asume que estamos económicamente preparados para ese momento. De este modo, frases como "el que guarda siempre tiene" o "el tiempo pasa muy rápido" suelen ser cada vez más frecuentes e invasivas, y son un reflejo de la cultura del miedo en la que vivimos. Este miedo que nos paraliza surge de la inseguridad producida por el poco control que ejercemos frente a las sorpresas naturales de la vida y, erradamente, nuestra estrategia para contrarrestarlo ha sido cubrirlo con cosas externas. Aquí estoy hablando de las empresas de seguros, las cuentas de ahorro, las acciones, de las propiedades, de los seguros médicos y quizá de un lote en algún cementerio para poder transitar por la vida con cierta tranquilidad. No estoy diciendo que no sea bueno tener todo esto, efectivamente creo que la vida es más segura cuando las necesidades económicas están cubiertas, sin embargo creo que es importante reflexionar dónde situamos nuestras seguridades.

En una conversación de hace algunos años con unos sabios chamanes, hablábamos de que en varios países, durante las crisis económicas, las primeras empresas afectadas eran las de seguros y todas las que tenían que ver con los ahorros de la gente. Ellos no parecían muy sorprendidos por semejante situación (que tenía muy angustiadas a varias empresas y a millones de personas) y me planteaban que esto era obvio y que no sólo se iba a mantener, sino que además iría en aumento. La razón para afirmarlo tenía que ver justamente con preguntarse dónde están puestas nuestras seguridades, y ellos me explicaban que mientras éstas radiquen en lo externo y en lo material, los sistemas financieros entrarán en crisis. La naturaleza nos da la misma lección: los incendios, sismos y huracanes vienen a enseñarnos que la vida es inestable, que la mayor causa de infelicidad es el apego a las cosas, que al morir no nos llevaremos nada y que trabajar tanto para tener cosas no tiene mayor sentido.

Lo que se desprende del mensaje de estos hombres es que nuestra única fuente de seguridad real e indudable son los vínculos, tanto primarios como secundarios, y particularmente los afectos. Eso es lo que hay que trabajar, porque las personas a las que queremos son las que nos salvarán de cualquier crisis y no las cosas en sí mismas.

En este contexto, yo podía recordar tantas experiencias de dolor, particularmente en mi país, Chile, donde en 2010, después de un terremoto y maremoto, lo único que realmente nos ayudó en los primeros momentos fueron las redes afectivas que nos impulsaron a salir adelante, cuando un abrazo para poder llorar y expresar el miedo era lo que la gente buscaba. Siempre recuerdo cómo con cierta ironía de la vida, esa madrugada la energía eléctrica se cortó en casi todo Chile y la visibilidad sólo era posible gracias a la luz de la luna casi llena. En esos momentos la tecnología nos probó que no era infalible y que era importante volver al bolígrafo y a la conversación directa. Ahí aparecieron los vecinos, los conserjes y tantas otras personas a las que probablemente perdemos de vista en el agitado ritmo de nuestra vida cotidiana, y se presentaron mágicamente cuando las seguridades que pusimos en lo externo entraron en crisis. Sólo en situaciones como ésta surge la necesidad imperiosa de conectarnos con los demás, que son los únicos que de verdad nos pueden ayudar.

Es interesante mencionar que para muchos participantes de la investigación (incluida yo misma) ésta no es una visión excluyente; es decir, es posible cultivar una filosofía de vida que refuerce los vínculos pero que al mismo tiempo, y dado el sistema que hemos construido, nos motive a tener lo suficiente para enfrentar el paso de los años con cierta tranquilidad. En esta perspectiva parecería muy abrupto que de un día para otro nos digan que aunque hayamos pasado años basando nuestra identidad y nuestro estatus social y económico en el trabajo, ahora debemos centrarla en los afectos, sin ninguna preparación para afrontar ese proceso.

Y ¿saben qué?, así fue para la mayoría de las personas durante muchos años y no parecían muy amargadas... agradecían sentirse útiles y les generaba gran satisfacción

darse pequeños o grandes gustos de acuerdo con los esfuerzos realizados. Por eso, para muy pocos la palabra jubilación se aparecía en el horizonte como algo deseable; eran
pocos los que planteaban que querían dejar de trabajar y
dedicarse literalmente a hacer nada.

Cuando pregunté a los participantes de la investigación con qué palabras y emociones asociaban el término
jubilación, mencionaron los siguientes:

- Depresión.
- Sentimiento de deterioro.
- Visión pesimista del futuro.
- Problemas cada vez mayores de comunicación con
  la gente más joven, familia y amigos.
- Dificultad para dar afecto por la sensación de no sen-
  tirse útil.
- Tendencia a la hipocondría y predilección por el
  consumo de fármacos.
- Insomnio y pereza.

Estos signos llevaban a la conclusión de que la jubilación
(decisión que alguien más tomó por mí) no tiene asociaciones positivas; por el contrario, eran pocos en realidad
(más mujeres que hombres) quienes experimentaban placer frente a este cambio y lo tomaban como un regalo merecido por tantos años de esfuerzo. Los hombres, en su
mayoría, percibían la jubilación como una pérdida de identidad en su rol masculino y les preocupaba mucho el deterioro económico desde el día en que dejaban de trabajar.
Las mujeres, en cambio, sobre todo quienes no ocupaban

importantes posiciones de poder en el mundo laboral, percibían la posibilidad de un trabajo menos en la vida y muchas de ellas sentían cierto alivio al ver que tenían más tiempo para dedicarse a los afectos, que para nosotras siempre han sido un impulso emocional importantísimo.

Además ocurre algo curioso, y es que cuando se habla de la jubilación se comienzan a sentir ciertos miedos en este momento, que pocas veces son comentados privada o (menos aún) públicamente. Algunos de ellos son el miedo a la soledad, a la pobreza, a las enfermedades, a no saber cómo enfrentar un cambio de estatus social o a que les pregunten: "¿A qué te dedicas?", y tener que contestar: "...Bueno, a nada, yo soy jubilado". Los abuelos se preocupan por no poder comprarles a los nietos cosas que antes les regalaban por la modificación del presupuesto y temen quedar desconectados de su mundo social al romperse las redes laborales (esto se deriva de que somos conocidos mayormente por lo que hacemos y no por quienes somos), lo que de alguna manera es posible de enmendar por medio de la tecnología, la cual nos da la sensación de estar acompañados, aunque muchísimas veces sea una simple ilusión.

Los que enfrentan la jubilación con buena energía y como un desafío interesante, serán capaces de sobrellevar estos miedos y vivir esta etapa como una oportunidad de caminar hacia la plenitud y la sabiduría, donde las seguridades están instaladas en lo interno y en los afectos, y no en lo externo. La manera sana de vivir la jubilación será dejando de pensar en poseer cosas y comenzando a valorar las experiencias compartidas y las historias contadas que le dejaremos a los otros.

De cualquier manera, la forma de vivir este proceso (forzado para muchos) depende en gran medida del nivel educativo de la población. Mientras más alto sea, disminuyen los miedos y las inseguridades, aumenta el valor positivo del trabajo y hay una buena disposición para apreciar el tiempo libre. Este dato es relevante al momento de analizar a los adultos mayores de la actualidad, cuya generación que no tuvo mucha educación, se desarrolló en trabajos no siempre satisfactorios y que cuando les llegó la jubilación no siempre estaban preparados económicamente. Esta generación, sin embargo, tiene a su favor que los afectos fueron muy importantes para muchos de ellos, por lo que aunque algunos no tengan los recursos suficientes, muchos sí cuentan con redes familiares para cuidarlos y acompañarlos. El gran problema de aquellas personas que no cuentan con suficientes recursos es que quedan a expensas del Estado al que le encanta hablar de ellos (porque son los que religiosamente van a votar cuando hay elecciones), pero que no trabaja de igual forma por darles salud y esparcimiento, claves para mejorar su calidad de vida. Quienes (más allá de su nivel educativo) lograron generar recursos a lo largo de su vida y pudieron ahorrar son los que pueden decidir si seguir trabajando, ya sea por placer o por mantener el nivel de vida que siempre han tenido, o dejar de hacerlo formalmente, pero sus habilidades y aprendizajes adquiridos siguen activos y generando recursos.

La próxima generación de adultos mayores será muy distinta. Como mencioné anteriormente, tendrá un mayor nivel educativo, será más vital y disfrutará más del tiempo libre. Será una generación con menos miedo a la falta de recursos (porque se están preparado para ello), pero con muchísimo más miedo al proceso de envejecimiento en sí (ese que ni con todo el oro del mundo van a ser capaces de detener). Transitarán por él desde la negación, haciendo todo lo posible para que no se note el paso del tiempo, por lo que resulta válido preguntarse para qué tanta educación formal y sistemática, si no somos capaces de vivir en paz el ciclo natural de la vida.

Quizás esta generación sea un grupo de transición entre los dos modelos recién descritos, lo cual (de acuerdo con los testimonios recogidos) nos lleva a replantearnos el concepto de jubilación si queremos evolucionar hacia sociedades más sanas. Deberíamos ser capaces de decidir de manera individual cuándo queremos y podemos dejar de trabajar formalmente. Creo, además, que las organizaciones deberían estar obligadas a integrar la experiencia de los años con la energía de la juventud. Además la sociedad necesita desarrollar tolerancia y paciencia para que las personas de distintas edades se escuchen y dialoguen, de lo contrario seguiremos fomentando una comunidad fragmentada que ha empoderado a la juventud (aumentando su soberbia y creyendo que tiene el mundo en sus manos) y despreciando el valor y la sabiduría ganados con los años. Asociando la vejez a situaciones lamentables, sólo lograremos seguir alimentando el temor al paso de los años.

Nadie está preparado para todo en la vida, sin embargo la polarización entre trabajo y descanso o entre trabajo y placer tiene que cambiar necesariamente si queremos vivir sanamente el proceso de jubilación. Para dejar de trabajar sólo está bien preparado quien durante su vida privilegió los afectos por encima de la generación de recursos.

En la actualidad, las sociedades están cambiando a pasos agigantados y nos estamos permitiendo discutir temas tan importantes como las drogas, el matrimonio igualitario y tantos otros (que espero tengan solución). En este contexto es necesario cuestionarnos el valor del trabajo y atrevernos a hablar de flexibilidad laboral. Deberíamos también formular un proceso paulatino de desconexión con el trabajo formal, porque resulta contradictorio que durante toda la vida se nos diga que el trabajo es la fuente de todo y que, de un día para otro, el discurso cambie y se nos proclame la importancia de descansar, pasarla bien y estar en familia; justo además cuando se nos alerta de la inminencia de un deterioro físico y tal vez mental. Sin duda, éste es un caos difícil de resolver para la mente de cualquiera. Es como si de pronto nos dijeran: "Ahora sí, riegue el pasto, cuente cuentos y preocúpese por sus nietos, ya que no pudo hacerlo con sus hijos...". Es horrible cómo diariamente solemos fragmentarnos y dividimos nuestra esencia.

Tenemos la obligación de entender que aunque el mundo perfecto descrito al comienzo de este capítulo está lejos de ser realidad, hay que luchar por él. En la vida se debe trabajar y disfrutar lo más posible y ojalá nos muriéramos teniendo alguna actividad que nos llene el alma y nos haga sentir útiles. El trabajo hay que agradecerlo siempre, nos permite crecer, desarrollar nuestros talentos, aspirar a una buena calidad de vida, y la constancia y el buen oficio siempre tienden a producir buenos resultados. El trabajo, además, nos permite relacionarnos con muchas personas con criterios diferentes, lo que es una fuente de constante crecimiento.

Los seres humanos somos integrales y necesitamos sistemas sociales que lo entiendan y funcionen de acuerdo con ello. No necesitamos que nos digan: "Ahora eres papá", "Ahora eres mamá", "Ahora trabajas y los problemas se quedan fuera" o "Ahora estás en casa y del trabajo no se habla". Esto nos está enfermando y segregando, pero (se los digo en serio) por muy polarizados que estemos, podemos empatizar con las sensaciones de muchas personas que están viviendo el proceso de envejecimiento o que tarde o temprano lo vivirán, y modificar nuestras ideas y actitudes, procurando valorar la vida en todas las etapas y sin hacer sentir a los jubilados como ciudadanos de segunda categoría. Finalmente, deberíamos ser lo suficientemente sensibles como para abrir nuestros corazones y escuchar todo lo que estas personas nos pueden transmitir.

Si bien en muchos países se ha ido cambiando la edad de jubilación (en algunos se acorta, en otros se extiende), creo que la reflexión debe trascender un número y centrarse en algo más profundo y que tiene que ver con replantear el concepto de jubilación: ¿por qué tiene que ser el Estado quien determine cuándo tengo que irme a casa y dejar de ser productivo?, ¿por qué no se me permite a mí tomar esa decisión cuando yo considere, desde lo más profundo de mi corazón que estoy preparado, tanto económica como emocionalmente, para hacerlo? Éstas son preguntas clave en el ejercicio de nuestra libertad, y cuyas respuestas, sin duda, nos encaminarán al mundo soñado que se planteó al comienzo de este capítulo.

Capítulo 8

La muerte como verdad ineludible

Si alguien tuvo la oportunidad de leer *Bienvenido dolor*, cuando hablo de las pérdidas cito una frase del cantautor argentino y gran amigo mío, Facundo Cabral, que me parece que, en el contexto de esta investigación, debo mencionar. Él decía que el ser humano es un ser especial: "Nacer no pide, vivir no sabe y morir no quiere". Esta frase, a la luz de lo que hemos desarrollado en este libro, tiene tanto sentido. En esta etapa, en la cual todo parece estar fuera de nuestro control, surge una expresión de deseo en el ser humano: no queremos morirnos. De verdad no me queda tan claro por qué... Algunos dirán que por instinto de sobrevivencia; otros, porque piensan que la vida es hermosa y un desafío interesante (que, espero, así sea para la mayoría), y otros, más honestos y menos valientes, simplemente dirán que le temen a la muerte. El asunto es que no queremos morirnos y tampoco queremos ver partir a los que amamos, esto, independientemente de las creencias religiosas, porque si la muerte fuera asumida como un proceso natural y la entendiéramos como parte del ciclo de la vida, como

una etapa más del proceso por el cual tenemos que transitar, no debería tener una connotación negativa.

Los occidentales particularmente estamos entrenados
desde muy pequeños para desarrollar los apegos. Las frases
"eso es mío" o "tú eres mía", dicha tan románticamente, no
hacen otra cosa que reflejar que trabajamos económica y
emocionalmente toda la vida para tener cosas propias: una
casa, un auto y tantas otras que, como en este libro hemos
concluido, ponen nuestras seguridades en lo exterior y no
dentro de nosotros. Al funcionar con tal sentido de pro-
piedad caemos en la ilusión del control, de que todo depende de nosotros y está determinado por nuestra voluntad
o, en el mejor de los casos, por la buena suerte. A esto se le
suman los miedos a que la vida nos quite aquello que juramos nos pertenece y nos da seguridad.

Pero aunque estemos firmemente entrenados para ape-
garnos (para sufrir cuando se nos pierde algo, cuando alguien muere o se va, cuando nos roban o nos arrebatan
alguna cosa), hay algo que no depende de nosotros, que
trasciende a todo: el paso del tiempo y la muerte que son
procesos ineludibles e inminentes en nuestra vida.

La única y absoluta certeza que tenemos al nacer es
que empezamos a envejecer en ese mismo momento y que
algún día moriremos. No hay nada más verdadero y defini-
tivo y, por lo tanto, la forma en que asumamos esa realidad
es clave en la sociedad, no sólo cuando se trata de enfrentar
la muerte, sino que, por complemento, cuando se enfrenta la
vida misma.

Otra verdad que tiene que ver con la linealidad con la
que concebimos la vida es que asumimos que los viejos

mueren primero que los jóvenes o los niños y, por lo tanto, a medida que van pasando los años se hace cada vez más presente y consciente el fenómeno de la muerte, y tratamos de hacer todo lo necesario para evitar que nos encuentre. Esto resulta contradictorio porque todos tenemos experiencias (más o menos cercanas) que nos evidencian que la vida es inmensamente frágil y en cualquier momento podemos morir, por lo que deberíamos estar preparados para ello. Ante esta previsión hay dos sentidos que se contraponen, independientemente de nuestras creencias: por un lado, sabemos que para alejar la muerte tenemos que cuidarnos tanto física como emocionalmente, y, por otro, aun sabiéndolo, hacemos todo lo contrario. Habitamos un mundo donde gran parte de la población muere de hambre, mientras que otra mitad es obesa, donde el sedentarismo, el exceso de trabajo, el alcohol y el tabaco nos acercan todos los días a la muerte, sin que tengamos ninguna conciencia de que éstos son actos suicidas que nos conducen ineludiblemente a ella. Es curioso cómo actuamos: conducimos vehículos y corremos riesgos, siempre coqueteando con la muerte, sin tener muy claro que somos seres con fecha de vencimiento y que, al menor descuido, la muerte tocará nuestra puerta. Parece que muchos hacen todo lo posible para morirse, aun cuando el discurso sea exactamente el opuesto. Quizás esto se deba a una conciencia de la muerte mal entendida: como saben que van a morir, se endeudan, comen y toman hasta reventar, a mi juicio, sin asumir que están jugando con fuego. Basta ver a algunas personas a quienes la vida las ha puesto en un punto de quiebre para percibir que esas conductas tan extremas cambian drásticamente.

Por otro lado, si estamos seguros de que vamos a morir y que ahí se acaba todo, entonces deberíamos dar lo mejor de nosotros para dejar un buen recuerdo a los que queremos. Todos los días intentaríamos pedir disculpas, haríamos felices a quienes viven a nuestro alrededor, nos cuidaríamos para no dejar solos a los que amamos, disfrutaríamos de lo que la vida nos da, pero sin caer en ningún exceso. Bajo esta concepción no existirían los maltratos, el desamor y tantas otras actitudes que hoy lamentablemente son el pan de cada día en nuestra sociedad.

Según el discurso social generalizado vivimos negando la muerte y creyendo que somos eternos, por lo que da lo mismo cómo vivimos porque siempre (aunque sea en el último segundo) habrá tiempo para cambiar. Esta negación absoluta de la muerte funciona casi como un mecanismo de defensa que se rompe cuando llega a nuestras vidas una enfermedad o alguna situación que nos enfrenta cara a cara con nuestra mortalidad. Para quienes lo han experimentado, la vida se transforma completamente: cambian sus prioridades, son más conscientes de sus afectos, los expresan, viven más intensamente y tienen la necesidad de dormir sin rencores ni cuentas pendientes.

Se dice que en los países hispanos somos mayormente creyentes y gran parte de su población cree que después de la muerte hay algo más. En la investigación, el 95% de los participantes se identificaba con ese grupo. Ese "algo más" podía ser un estado diferente, una vida paralela semejante a ésta, una vida sin cuerpo, un espíritu o simplemente una forma en un continuo aprendizaje.

Al cuestionar a estas personas sobre la solidez de sus

creencias y sobre cómo vivían a partir de ellas el paso de los años y la realidad de la muerte, fue impresionante registrar la cantidad de miedos, inconsistencias y mentiras que se decían todos los días, y que no son más que un fiel reflejo de cómo la vejez se concibe: como la entrada a la última etapa de la vida, cargada de muchas emociones asociadas a la tristeza, la melancolía y, en muchos casos, la desesperación.

Como dije en el capítulo donde intentaba definir la vejez, si realmente creyéramos en la resurrección, en otra vida o en el dormirse para siempre hasta que vuelva un redentor, ¿no les parece que la muerte debería ser vivida con alegría o por lo menos con tranquilidad y, sobre todo, con mucha paz?, ¿no creen que si viviéramos con una conciencia de muerte, sabiendo que va a llegar, disfrutaríamos nuestro presente siendo agradecidos y dando lo mejor para ser recordados por las cosas buenas que hicimos aquí?

Evidentemente no vivimos así o, por lo menos, no todos. Lo que podemos ver a nuestro alrededor es a gente que trabaja para vivir dignamente, o lo mejor que pueda, y poder comprar cosas que le den seguridad y confianza para así demostrar amor a sus seres queridos. Nadie reflexiona ni mucho menos siente la fragilidad de la vida. Y aunque las estadísticas nos digan que mayormente muere la gente de más edad, eso no garantiza nada, porque cada vez es más fuerte la sensación de que con la inseguridad, con los fenómenos naturales y tantas otras cosas que se perciben como incontrolables, cualquiera puede morir y debemos prepararnos para ello. Unos para un juicio final, otros para una transformación, algunos para ser recordados por lo que hicieron. Todos debemos estar listos para enfrentar algo que desconocemos totalmente y así tener la tranquilidad de haber hecho las cosas lo mejor posible.

Dicen que llegados a esa otra vida, nadie nos va a preguntar cuánto dinero ganamos y si fuimos capaces de tener casa o un auto. Dicen los que saben (no me considero uno de ellos) que lo más probable es que nos pregunten qué hicimos con lo que nos dieron y cuánto fuimos capaces de amar con ello. Desde esta perspectiva, llegar a la vejez se convierte no sólo en un placer, sino en todo un privilegio. Significaría, como lo entienden los orientales, que tuvimos mucho tiempo para amar, aprender, dejar huellas y para disfrutar de la posibilidad de ser felices, porque serlo es una actitud más que un estado ligado a la alegría o a poseer cosas.

Ahora bien, esto está lejos de ser una realidad social observable. Por un lado, decimos emocionados: "¡Qué maravilla cumplir años!", cuando vemos a alguien que cumple sus ochenta o noventa, pero cuando celebramos nosotros hay un dejo de molestia y nos negamos a festejar la vida como una fuente de sabiduría y enriquecimiento espiritual. Sin darnos cuenta, cumplir años renegando, no poniendo velas ni celebrando, es como estar absolutamente muertos.

Le tememos tanto a la muerte que, a mi juicio, se ha producido una aberración, consolidada por la industria médica, que tiene que ver con la gran cantidad de personas que mueren en los hospitales y las clínicas y no en sus hogares. Entiendo que hay casos en los cuales no queda otra alternativa, pero hay otros en los que aunque no hay nada más que hacer, la familia insiste en que se intente algo más, o los especialistas opinan que todavía se podría realizar una nueva intervención. Creo que parte de asumir este proceso como algo natural también nos obliga a "un buen morir", y eso evidentemente siempre va ser en casa, en nuestra cama, con nuestros olores y en los brazos de las personas que amamos y que nos aman. Me parece indigno enterarse de la muerte de alguien que uno ama por medio de una llamada telefónica de una institución de salud. Me parece inhumano que alguien se vaya sin tener entre sus manos la mano de un ser querido y sin ver su rostro. Que esto esté pasando tan masivamente no habla bien de cómo enfrentamos la muerte.

Es común escuchar que la gente buena se va rápido, que se muere primero, y los que quedamos ¿qué somos?, ¿seres malos y oscuros que tenemos que pagar con el castigo de estar vivos? No tengo la respuesta al porqué se muere gente (que no debería haberse ido porque era noble y aportaba para que este mundo fuera mejor), pero sí estoy segura de que hay mucha gente viva muy digna que afortunadamente envejece y nos acompaña largo tiempo. No todos los que estamos aquí somos malos, ni tampoco eran tan ángeles todos los que se fueron, hay diversidad en todos lados.

Cumplir años siempre debería ser una fiesta y un homenaje a la vida. Es distinto pensar, como muchos creen (incluyéndome), que vinimos a este mundo para algo, que tenemos una misión y que la podemos cumplir dentro del vientre de la madre, a los dos años de vida, a los quince o a los noventa, y eso es lo que determina nuestra partida de este lugar llamado Tierra.

Pero si de esto no se habla, mucho menos se hará de la muerte y la vejez. En la investigación, sólo el 45% había hablado con su familia de cómo y dónde quería envejecer y lo que necesitaba para que ese proceso fuera óptimo. Muchos participantes del estudio me decían que entre los cuarenta y cinco o cincuenta habían conversado el tema con los hijos, amigos o en el trabajo, pero que la reacción de los demás era siempre la misma: "¿Por qué tocas ese tema?", "¿Estás deprimido?", "¿Fuiste al médico y te diagnosticó algo?", "Eres joven aún, no pienses en eso", "Te ves increíble, nadie pensaría la edad que tienes", etcétera. Todas estas frases que decimos y escuchamos a diario reflejan la profunda evasión a un tema que es inevitable y que todos deberíamos conversar para enfrentarlo de la mejor forma.

Si así abordamos el asunto de la vejez, con la muerte suele ser mucho peor, porque incluso existe la creencia popular de que hablar de ella es como "atraerla", y por lo tanto es mejor ni siquiera mencionarla. He escuchado a tanta gente sabia hablar de la muerte contando cómo quieren morir y a tantos reprochándoles que "de eso no se debe hablar" y diciendo que no les gusta escuchar cosas así.

Qué bien nos haría hablar de la jubilación, de la vejez y de la muerte, y poder planificar cada etapa de la vida rodeados de nuestros afectos y así, si tenemos el privilegio de cumplir muchos años, lo hagamos con alegría y no en un estado de negación que nos lleve a reaccionar con cierta sorpresa, molestia e impotencia por no poder hacer nada respecto a los cambios.

El único ejercicio de libertad que podemos permitirnos es nuestra actitud, siempre soberana, pero que, con la educación centrada en lo externo, está muy debilitada en la mayoría de las personas. Tenemos la sensación de que vivir "lo que nos tocó" y no somos capaces de percibir que construimos nuestra vida con acciones y con omisiones, independiente de las condiciones en las que nacimos. Hay millones de historias en las que la voluntad y la constancia fueron capaces de romper la pobreza, la enfermedad y los malos diagnósticos.

Nos vamos a morir, qué duda cabe, ¿no será mejor hablar de ello (privada y públicamente) y prepararnos para ese evento, estando tranquilos, dando lo mejor de nosotros, siendo consecuentes con nuestras creencias, pero por sobre todo celebrando la vida, mientras la tengamos para que no nos encuentre al final distraídos (como dice Facundo Cabral) e incapaces de modificar tantos años de negación en los actos y en las palabras?

La vejez es la última etapa de la vida, y la muerte el último paso de la vejez. Si a los treinta años leyéramos este libro y escucháramos con el corazón a todas esas voces que alimentaron esta investigación, tendríamos que cambiar muchas elecciones y redefinir nuestras prioridades, para así estar prevenidos para esos momentos, tanto económica como afectivamente. Sin duda, la sociedad tendría que dar respuesta a un movimiento que exige ser escuchado en sus afectos, en sus motivaciones y en sus miedos relacionados con todos los misterios de la vida, siendo el más importante, sin lugar a dudas, la muerte.

Conclusiones

Como dije en la introducción, terminar una investigación y decidir escribir un libro no es, para nada, fácil. Aparece un sinnúmero de miedos, inseguridades y expresiones perfeccionistas que me hacen preguntarme una y mil veces si he logrado ser fiel al testimonio de tantos que generosamente colaboraron en el estudio. Luego viene la duda de si he logrado simplificar los complejos conceptos de cada investigación y, por último, la eterna revisión de los datos para que cada capítulo incluya todo lo que el estudio reveló.

Si empezar todo esto es complicado, terminarlo es muchísimo peor. Siempre he dicho que los libros no se terminan, se abandonan, porque, de lo contrario, sería imposible llegar a un todo absolutamente perfecto y decir que está en óptimas condiciones para ser leído y publicado. Siempre, y gracias a Dios es así, los libros son una historia imperfecta que quizás otro retome para seguir desarrollándola en un camino que, espero, no tenga fin.

El punto de partida fue esa frase repetida por muchos durante la investigación: "¡No quiero envejecer!", sentencia que después de todo lo desarrollado se convierte en una cosa sin sentido, contradictoria y además falsa. Cualquiera que esté diciendo que no quiere envejecer se engaña a sí mismo brutalmente. A partir del capítulo sobre el cuerpo incorporamos la idea de que uno envejece desde que nace y que, por lo tanto, criticar ese proceso inevitable resulta una pérdida de tiempo. Además, concluimos que renegar de la vejez es renegar de la propia memoria y, sobre todo, de los aprendizajes acumulados en la vida. Las personas que digan esa frase creerán entonces que hay cremas cosméticas que impiden el envejecimiento y que con el solo hecho de esparcirlas sobre su rostro se verán diez años más jóvenes. ¿Para qué vernos más jóvenes?, ¿para qué mentirnos tan burdamente?

En cualquier caso, el tema central es por qué cada vez se escucha más esa frase, sabiendo lo contradictoria y falsa que es. Aquí es cuando el libro entrega (a partir de los testimonios de la gente) varias respuestas que, al momento de concluir, tenemos que evaluar. Una de ellas es la sobrevaloración de la juventud como único momento de plenitud y éxito en la vida. De acuerdo con los códigos de hoy, sólo durante esta etapa es cuando podemos lograr las cosas importantes de la existencia, como son la belleza, la posición social y el estatus que da poder comprar cosas. Es la mejor etapa en términos de producción y de reconocimiento laboral; siendo jóvenes es cuando asumimos los roles más importantes de la vida como son el ser padres, y profesionales activos. Desde este punto de vista, el envejecimiento es una amenaza, representa la pérdida de esa posición, lo que genera conflictos con la importancia del cuerpo, con el cambio de posición laboral y con el nuevo lugar que se asume dentro de la familia y de la sociedad en general.

Aquí, el tema de la linealidad del tiempo y de ubicar en nuestras mentes el futuro "adelante" y el pasado "atrás" es fundamental para no desarrollarnos al paso de los años. Inevitablemente, al concebir el tiempo de esta forma, el pasado y la vejez no son reconocidos y admirados, y el futuro nos aterroriza porque nos acerca al final y a un concepto que, como vimos, no nos gusta ni siquiera mencionar: la muerte. En este punto, nuestras inconsistencias religiosas y dobles discursos son dignos de revisar porque si fuéramos realmente coherentes, cumplir años sería interpretado como un regalo y un verdadero privilegio. Con la muerte pasaría algo parecido: al ser la antesala de otra cosa tendríamos que recibirla con curiosidad y alegría, no con miedo y tristeza.

Otro de los motivos de por qué no queremos envejecer es que, en el fondo de nuestros corazones, sabemos que no estamos viviendo bien la vida en un sentido profundo y afectivo. Podemos estar viviendo muy intensamente, pero sabemos que esta carrera loca por el trabajo, por subsistir y por tener éxito, en muchos casos nos lleva a olvidar los afectos primarios y secundarios pensando que ya habrá tiempo para ellos en otro momento. Entonces nos da miedo que el tiempo pase y nos llegue la vejez sin haberlos cuidado como deberíamos. Esto también se asocia con la posibilidad de enfrentar la vejez en soledad o con el temor a la muerte y a la supuesta evaluación a la que, luego de ella, seremos sometidos.

Quizá la razón más común de por qué no queremos que los años pasen es por la angustia que nos produce un posible deterioro físico, mental y económico, asociados a la edad. Para calmar esta inquietud y hacernos creer que la muerte no llegará jamás surgen cada vez más formas de cuidarnos físicamente y planes que nos enseñan a ahorrar en todo sentido para que, llegados los llamados años dorados, podamos disfrutar de ello o estar preparados en caso de imprevistos. En el primer capítulo de este libro definimos que la vejez llegaba plenamente cuando perdíamos la autonomía. El gran temor a perder esta independencia nos hace negar o, mejor dicho, querer negar que el paso del tiempo es inevitable y que dependerá de nosotros cómo lo enfrentemos, aun sabiendo que éste siempre puede traer sorpresas.

El miedo a la soledad, al cambio de rol dentro de la pareja y de la familia, como fue explicado anteriormente, nos lleva a desear que el tiempo no pase y así poder mantener el *statu quo* de las cosas. En este sentido, el cambio más evidente socialmente (que de cualquier forma tiene repercusiones públicas y privadas) es la jubilación, momento que, sin duda, nos pone frente a algo muy anhelado durante toda la vida: el descanso. Pero justamente cuando llega no sabemos qué hacer, y el hecho de sentirnos improductivos y aparentemente inactivos nos genera muchísima angustia.

La experiencia de vida del adulto mayor en el mundo hispano está determinada principalmente por su situación económica, de salud y afectiva, y visto desde la perspectiva de una persona joven, este panorama parece aterrador. Aquí me quiero detener en algo implícito que es tremendamente importante: cuando los jóvenes nos observan o miran a muchos adultos mayores, lo que ven es a un grupo de personas que no cantan, que no ríen a carcajadas, que dejaron de bailar y que hablan todo el tiempo de sus enfermedades, achaques y dolencias. Otros, en cambio, se muestran obsesionados por verse jóvenes, no celebran los cumpleaños, no quieren ser llamados abuelos, hacen ejercicio de manera excesiva y se someten a un sinfín de cirugías para ocultar la edad que tienen. En este grupo (que además generalmente tiene mucha visibilidad social) el tema latente no es cómo envejecer linda y sanamente, sino, literalmente, hacer todo lo posible para evitar el envejecimiento. Esta disposición ocurre aproximadamente a los sesenta años, y un factor importante en su aparición es una generación más joven a la que en ningún sentido le parece atractivo cumplir años.

Nadie quiere envejecer, eso parece ser una pauta común, pero también es cierto que hay muchas personas que agradecen hacerlo, personas que logran equilibrar el privilegio de cumplir años y que celebran la vida, porque son conscientes de que, de lo contrario, estarían literalmente muertos. Personas que no se quieren morir y se cuidan para que este momento se demore en llegar; personas que quieren ver a sus nietos crecer, que quieren acompañar a sus parejas el mayor tiempo posible, que buscan crear hasta el último segundo y no dejan de pensar en proyectos para su vida.

Quiero contarles acerca de una conversación de la que fui testigo entre un adulto mayor y una mujer extraordinaria que me ayudó mucho en esta investigación, llamada Nora Biderman, quien se desarrolla como *coach* en Argentina. En esta conversación, Nora le dijo al hombre que se veía muy bien para su edad, ese clásico comentario que refuerza la juventud como único valor estético, pero que ella lo usó para destacar lo apasionante y enriquecedora que había sido su historia, y el haber llegado así a tan avanzada edad. Él le respondió con una sonrisa lo siguiente: "No, mijita, lo que me mantiene joven no es mi historia, son los proyectos del futuro. Procuro trabajar con gente joven que puede hacer lo que yo ya no puedo y que saben lo que yo no sé, lo cual me permite seguir aprendiendo. Esos jóvenes, a su vez, quieren trabajar conmigo porque yo sé algunas cosas que ellos no saben y aprendí de todos mis errores, por lo que puedo ayudarlos a no cometerlos. Así como ellos me escuchan, yo los escucho a ellos también. Paso la mayor parte de mi tiempo con la gente joven de ánimo, de espíritu, no importa cuántos años tenga, lo importante es la buena actitud. Ésa es mi fórmula para no envejecer o, mejor dicho, para envejecer estando orgulloso de ello y sintiéndome joven".

Éste es un ejemplo maravilloso de cómo envejecer sintiéndose joven, sin que eso sea visto como una presunción. Aquí la juventud se entiende como una actitud con la cual enfrentar el paso de los años, y el resultado es un placentero y verdadero ejemplo.

Por otra parte, nos encontramos con otras personas que, en cambio, corren desesperadas tras una arruga, tras un kilo de más o tras el prestigio, la conquista y la vanidad. Personas que dicen que no se quieren morir, pero que se ven envueltas todos los días en conductas suicidas de las cuales lo único que se desprende es que quisieran desaparecer. Comen en exceso, fuman, toman alcohol y no hacen ejercicio; además, son adictas al trabajo y no le dedican tiempo a sus amores; no son conscientes del devenir de la vida. Pero, lamentablemente, el tiempo pasa para todos, para los musculosos, para los operados y para todos los seres humanos; la clave es prepararse desde muy joven para el paso de los años.

En el curso de este libro se han repetido hasta el cansancio tres palabras que deberíamos aplicar para poder envejecer en plenitud: conciencia, preparación e inversión, a lo que deberíamos sumar una cuarta que refuerza las anteriores y que es la voluntad.

Conciencia, para entender el valor del presente y el inexorable paso del tiempo, y para estar profundamente conectados con los afectos y con la sencillez de la vida.

Preparación, porque tenemos que organizar nuestra vida pensando en que el tiempo pasa más rápido de lo que somos capaces de percibir, y que hay que tomar decisiones para experimentar plenamente todas las etapas, tanto afectiva como económicamente. En el fondo, gracias a los avances de la medicina nos regalaron alrededor de veinte o treinta años más de vida y, tanto en lo público como en lo privado, tenemos que estar listos para poder vivirlos íntegramente.

Inversión, porque es necesario preguntarse a qué le vamos a dedicar más energías, si a las seguridades externas, a lo material (que nos ayuda a disminuir nuestros miedos y sentirnos protegidos), o a nuestros vínculos emocionales con el objeto de llegar a la vejez comprendidos y acompañados. Es claro que se pueden integrar ambas posturas, pero les aseguro que varias veces en la vida tendremos que optar dramáticamente por una u otra, a pesar de que nos pasemos toda nuestra historia creyendo tenerlas medianamente equilibradas.

Voluntad, porque es el gran concepto del siglo XXI, en educación y salud, al menos. Porque es la fuerza que mueve la conciencia para producir la preparación y la orientación en los que debemos invertir. Así y sólo así se puede envejecer plenamente.

Para poder aplicar estas cuatro palabras hay que hacer un ejercicio diario y que tiene que ver con retomar la capacidad de hacernos muchas preguntas. Hoy no nos cuestionamos nada, actuamos en automático porque seguramente es más cómodo y menos riesgoso. Preguntarse significa, obviamente, buscar respuestas, lo que lleva a tomar decisiones y de ellas dependerá el rumbo de nuestras vidas.

Los invito a hacer el ejercicio de preguntarse si están bien, si son felices, si se preocupan de hacer felices a los que tienen a su lado, si viven como quieren vivir; todas éstas son preguntas determinantes en todas las etapas de la vida. Cuestiónense si necesitan realmente comprar un nuevo televisor, si quieren o pueden hacer regalos de Navidad. Les aseguro que haciéndose estas preguntas recuperarán la libertad interna y permitirán el desarrollo de la actitud como única fuente de autonomía de los seres humanos.

Creo que cada etapa de la vida es un homenaje a la existencia y todas son una oportunidad para ser felices, dar amor y dejar huella en los otros. La vejez es una etapa en la que nos tiene que preocupar tanto trascender como desarrollar al máximo todos nuestros talentos, pero necesitamos tener contacto con la juventud como fuente de energía, de optimismo, de cierto grado de irresponsabilidad y de una gran cuota de alegría y gozo para plantearnos proyectos hasta el último aliento que nos permita la vida. Quizás habría que acuñar la palabra *vejentud* que integre ambas instancias de la vida en una actitud que mezcle la sabiduría de los años y la alegría e iniciativa de los jóvenes;

así probablemente dejaríamos de decir que no queremos envejecer.

Según Nora Biderman, si el envejecer tiene que ver en nuestro inconsciente colectivo con rigidez, achaques, falta de proyectos, melancolía por el pasado, temor al futuro, frustración por lo que no se hizo y falta de esperanza por lo que todavía se puede hacer, creo yo que la *vejentud* sería una fórmula para desarrollar justamente lo contrario, es decir, "ser flexible, tener proyectos, aprender de lo que vivimos y transmitir lo que sabemos, trascender siendo útiles, pensar más en la vida y menos en la muerte (porque si de todos modos nos llega a su debido momento, para qué pensar en ella antes de tiempo). Y, por sobre todo, agradecer lo que tenemos y dar un buen ejemplo de amor, serenidad, fe y alegría, para vivir un buen presente y dejar un mejor futuro" (Nora Biderman).

Todo lo anterior es muy hermoso y deberíamos tener la obligación de aplicarlo, pero se hace más complicado cuando el Estado no nos facilita las condiciones para vivir la vejez de esa manera. Se necesitan políticas públicas que nos hagan valorar y respetar a los mayores, que sientan seguridad para salir de sus casas; que cuenten con iniciativas que fomenten fuentes de empleo para ellos (porque el Estado no podrá hacerse cargo de un sector pasivo que aumenta dramáticamente en varios países), se requiere una sociedad que los integre, que los haga aparecer en la televisión y que incentive el diálogo entre generaciones. Necesitamos que aumenten los geriatras (en Chile, hasta el 2013, sólo había alrededor de setenta) y que se rediseñen los espacios comunes en favor de una salud más humana y no solamente técnica, con pisos seguros, accesos para sillas de ruedas, teléfonos con números grandes, viviendas acogedoras y oportunidades para participar.

Para querer envejecer, la vejez tiene que estar conceptualizada como algo estimulante, independientemente de las condiciones físicas y económicas en que se viva. Me es imposible transmitirles la cantidad de adultos mayores pobres y enfermos que fueron ejemplo de *vejentud* y cómo muchos millonarios daban pena, quejándose por los años que tenían encima. Para que la vejez sea estimulante debe tener sueños y proyectos asociados y, por sobre todo, incluir cada una de las reflexiones que he desarrollado en estas páginas.

Como siempre he afirmado en todas las entrevistas que me han hecho, la primera alumna de las investigaciones soy yo, y frente a esta experiencia tengo que decir que han cambiado muchas cosas en mí. Hoy tengo cuarenta y ocho años y entendí que para tener una buena salud a los sesenta o a los setenta, me tengo que cuidar ahora; es por eso que llevo casi tres años de ejercicio, suave pero ininterrumpido, lo cual tiene valor para mí porque siempre he sido floja y salí del colegio odiando el deporte. Además, en el curso de la investigación aprendí a cuidar mi salud por medio de la alimentación y a buscar con frecuencia el silencio como fuente de quietud y autoconocimiento. He llegado a necesitarlo...

Pero el aprendizaje más profundo que puedo transmitirles después de escuchar a muchísima gente es que quiero envejecer, que quiero tener arrugas, que quiero vivir lo que haya que vivir, riéndome mucho; y que ojalá pueda besar y abrazar a mis nietos como lo hace mi abuela conmigo. Hoy puedo decirles que no me asusta la muerte y tampoco la enfermedad física, sí un poco la mental porque no me gustaría estar viva de cuerpo, pero perdiéndome cosas que pudiera agradecer y de las cuales podría aprender.

No niego que he mirado mi cara y me he preguntado qué pasaría si me hago algo aquí o allá, pero este estudio me enseñó que el secreto está en asumir que la vejez es un proceso inevitable y que hay que saber vivirlo con sabiduría y dignidad, dando un lindo testimonio del paso de los años.

Espero que los mayores que lean este libro, independientemente de sus condiciones, agradezcan el haber llegado a tener los años que tienen y los disfruten plenamente. A los jóvenes que lo tengan en sus manos, que dejen de decir "no quiero envejecer" y se pongan a trabajar para preparar su vejez desde el corazón y no sólo desde el bolsillo; que escuchen, busquen y admiren a los mayores que tienen cerca. Espero que el Estado entienda que una sociedad es mucho mejor cuando incorpora, valora y le da un espacio a un grupo que crece, y que propicie condiciones para la generación de abuelos que ya está llegando.

Los adultos mayores aumentan y cada vez nacen menos niños, lo que hace que los países envejezcan, por lo tanto decir "no quiero envejecer" cada vez tiene menos sentido, el tema que debería preocuparnos es más bien "cómo envejecer". Espero que en este libro se encuentren algunas de esas respuestas.

Agradecimientos

Siempre son tantas las personas a las que hay que agradecer después de un trabajo de más de cuatro años que me hizo viajar y recorrer todo el mundo hispano...

Gracias a Dios, primero, por permitirme otra vez tener algo que contar y poder ser la voz de miles de personas en estas páginas. Gracias por la vida, por el misterio del talento y por todos los corazones que se abrieron para contar sus historias.

A mi abuelita y a mis padres, que son ejemplo permanente y que en muchas partes del libro resultaron ser algo así como los " símbolos" de muchos contenidos.

A mi marido, Juan, por su amor, su paciencia y sus permanentes cuidados que me permitieron estar sentada casi diez horas diarias sin desfallecer. Sin él no hubiera sido posible escribir este libro de forma tan ágil y tranquila. Nunca había escrito un libro en estas condiciones y esto, sin duda, es gracias a su presencia.

A mis hijos, Cristián y Nicole, y a las hijas de Juan, particularmente a Shantal, por su paciencia conmigo, por haber estado encerrada tanto tiempo. Su generosidad me ha conmovido siempre. No es fácil ser hijos de una madre como yo.

A mi socio y compañeros de trabajo argentinos, con quienes peregrino diariamente y a través de quienes obtuve mucha de la información vertida en estas páginas. Lo mismo para Adriana, por su preocupación, rezos y compañía en esta nueva etapa de la vida.

Al Servicio Nacional del Adulto Mayor de Chile y a los institutos de estadísticas, que me brindaron información con la cual contrastar las conversaciones que tuve con la gente en los distintos países. A Nora Biderman, preciosa mujer que me acompañó en este camino.

A mi editorial que me permitió postergar un poco la entrega de este libro, debido a cambios en mi vida. Gracias especialmente a Willie Schavelzon, mi agente literario, sin el cual este proyecto no hubiera sido posible en tiempo y forma. A Josefina, mi editora, por su apoyo desde el primer día de esta investigación.

A todos y cada uno de los que colaboraron, contando historias, llorando y riendo conmigo durante todo este tiempo. A todos aquellos viejos, orgullosos de serlo, que me entusiasmaron con la vejez. A los otros, gracias por ayudarme a ver en qué podría transformarme (y lo que no quiero ser), también aprendí mucho de ustedes.

A la vida, como misterio, como maravilla, que me permite una vez más entrar desde mi pequeñez en sus corazones para hacerles evocar lo que ustedes quieran. Gracias por creer y confiar en mí.

Gracias a todos los que se me olvidan, y espero que la vida y Dios, mi jefe, permitan que nos volvamos a encontrar.

Bendiciones para todos.

Esta obra se imprimió y encuadernó
en el mes de abril de 2017,
en los talleres de Impregráfica Digital, S.A. de C.V.,
Calle España 385, Col. San Nicolás Tolentino,
C.P. 09850, Iztapalapa, Ciudad de México.